Especially Thanks To

디자인 작업에 함께 해 주신 국제 허벌리스트

남미영, 심미영, 배경옥, 윤서영, 강선호, 방주연님께

깊은 감사를 드립니다.

파이토 디자인® 뉴질랜드 허벌리스트의 四季

파이토 디자인® 뉴질랜드 허벌리스트의 四季

Copyright © 2019 by HanKook DynaFuture Co. & Phyto Design Institute of Korea (PDIK)
All rights reserved including the right of reproduction
in whole or in part in any form. All rights © 2019 by HanKook DynaFuture Co. & PDIK.
This edition published under LAEHNAMUH, the brand of HanKook DynaFuture Co.

이 책의 모든 저작권은 ㈜한국다이너퓨처와 한국 파이토디자인 연구소에 있습니다.
저작권법에 의하여 한국 내에서 보호를 받는 저작물이므로 무단 전제와 도용 및 복제를 금합니다.

뉴질랜드 허벌리스트의 四季 - 봄. 여름. 가을. 겨울

PhytoDesign®

파이토디자인 연구소 지음

라에나무

차 례

녹색의 가치를 디자인하다　　　　　　　　　009

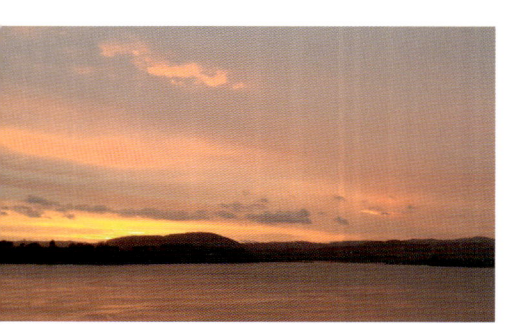

Chapter I.　봄, Spring　　　　　　　　　012

Shiny Detangler 샤이니 디탱글러
DandeoPesto 댄디오페스토
Space Refresher 스페이스 리프레셔
Dande-Coffee 댄디커피
Lovemary Tea 러브마리 티

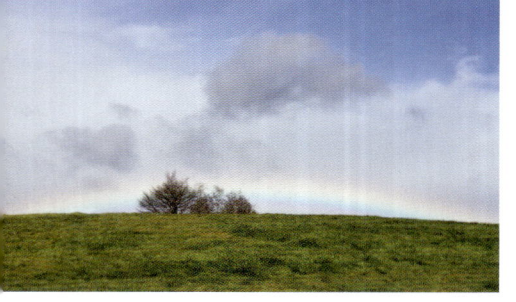

Chapter II.　여름, Summer　　　　　　　054

Leodrant 레오드란트
Menthocider 멘토사이다
L-Vine Dressing 엘바인 드레싱
Aloha Sanitizer 알로하 세니타이저
Ice Mintcream 아이스 민트크림

Chapter III.   가을, Autumn   096

Snow White 스노우 화이트
Allium Spread 알리움 스프레드
Love-Cider Vinegar 러브사이더 비네거
Earth-Apple Serum 얼스애플 세럼
Sambuco Syrup 삼부코 시럽

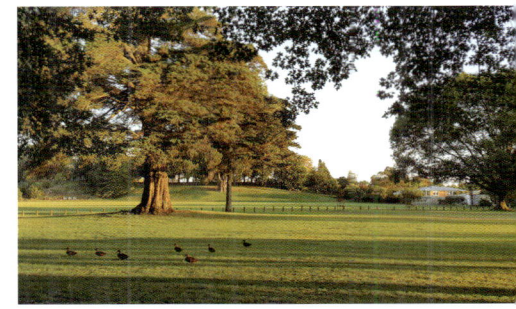

Chapter IV.   겨울, Winter   138

Rosa Multi-Balm 로사 멀티밤
Love-Couple Pack 러브커플 팩
Santa Ricecake 산타 라이스케이크
Bathe-Diluent 바스딜루언트
Oxymellow 옥시멜로우

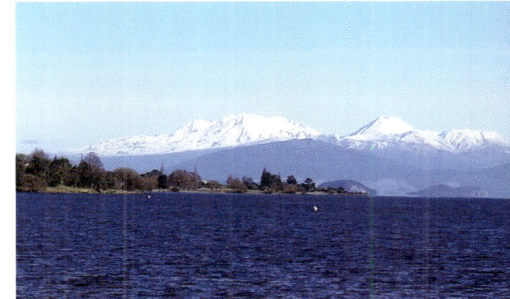

녹색의 가치를 디자인하다

Designing the value of green

인간이 자연으로부터 얻을 수 있는 천연자원 중 하나는 지하 광물자원이다. 금이나 은, 보석들과 같은 광물자원은 첨단 기술의 원료로 사용되기도 하며 경제적 가치가 높다. 또 하나의 천연자원은 과일, 야채, 허브와 같은 천연 식물자원(Phyto Resource)이다. 지구환경에 민감한 식물자원은 인간의 노력에 의해 달라질 수는 있으나, 환경과 기후에 따라 변수가 많은 자원이다. 해마다 천연식물자원의 개체 수는 감소되고 있으며, 변하는 기후조건으로 수확량이 가감되기도 한다.

자연의 중심, 천연 식물자원의 가치는 얼마나 될까?

뉴질랜드 녹색의학에서 바라보는 식물의 가치는 경제학적 가치만을 의미하지 않는다. 식물을 바라보는 관점이 '생명(Vitality)'에 있기 때문이다. 지구에 살고 있는 모든 생명체는 식물로부터 생명에너지를 공급받는다. 모든 생명체의 에너지 공급원인 것이다. 식물은 날마다 기적이라는 음식을 만들어내는 요리사와 같다. 뜨거운 태양, 내리는 빗물과 토양의 미생물, 공기 중의 이산화탄소를 요리하여 만들어내는 기적은 모든 생명체들의 음식이며 호흡이다.

이런 관점에서 본다면 풀 한포기가 주는 가치는 금이나 은보다 더욱 소중하다. 어느 숲 속, 이름조차 불리워진 적 없는 풀 한 포기나 나무 한 그루가 누군가에게는 생명을 살리는 의약품이 되며, 배고픈 아이의 영양식이나 사랑하는 연인의 아름다운 선물이 되기도 한다. 경제적 가치 뿐 아니라 숨겨진 철학적 가치를 균형 있게 볼 수 있는 통찰력이 식물자원을 활용하는 전문가에게 필요하다.

식물의 소중한 가치, 그 녹색의 가치를 활용하여 건강하고 행복한 삶을 만들어가는 사람들이 있다. 바로 뉴질랜드 국제 허벌리스트이다. 허벌리스트 (Herbalist)는 천연식물자원의 가치를 활용하여 고객이 요구하는 제품과 서비스를 직접 디자인하는 창의적인 비즈니스 전문가를 말한다. 특히 뉴질랜드의 국제 허벌리스트는 그 차별화된 교육과정으로 인해 파이토디자이너 (Phyto Designer)라 불리고 있으며, 이들의 창의적 서비스를 파이토디자인(Phyto Design)이라 한다. 아이즌 심(Eisen Shim) 교수를 통해 국내에 처음 소개된 허벌리스트 인재양성 과정은 뉴질랜드 협회의 교육 프로토콜에 따라 진행되며, 세계적으로 공신력을 인정받고 있다. 특히 전문가에게 필요한 지성(Intelligence)과 인성(Humanity), 그리고 제품과 서비스를 디자인하는데 필요한 창의력과 통찰력을 중시하는 독창적인 커리큘럼으로 그 명성을 얻고 있다.

21세기 우리는 자원경쟁의 시대를 살고 있다. 점차 고갈되어가는 지하 광물자원보다는 천연 식물자원에 보다 관심을 가져야 할 때이다. 최근 세계적으로 식물성 유효성분과 파이토케미컬(Phytochemicals)에 대한 관심이 늘어나면서, 관련 산업들도 빠르게 성장하고 있다. 국내에서도 고객이 요구하는 차별화된 제품을 디자인하고 경쟁력 있는 서비스를 제공할 인재양성이 필요하다. 그 사회적 공감대를 형성하기 위한 첫 걸음으로 고객들과 함께 식물의 가치를 공유하는 것은 큰 의미가 있을 것이다.

고객들과 함께 녹색의 가치를 나누기 위해 전문 디자이너들이 한자리에 모였다. 일반인의 눈높이에 맞추어 단순하지만 숨겨진 식물자원의 가치를 손쉽게 활용해 볼 수 있도록 여러 작품들을 모아 디자인 발표회를 가졌다. 일상에서도 식물자원의 가치를 손쉽게 활용 해 볼 수 있도록 스무 개의 작품을 엄선하여 파이토디자인 작품집을 준비해 보았다. 이번 작품집은 식물자원과 허브에 대한 기초지식이 없어도 누구나 쉽게 이해할 수 있도록 기본적인 디자인들로 구성되어 있다. 일반 독자들에게는 하나하나 배워가는 식물의 가치와 활용법이 신기하고 재미있을 것이며, 이와 관련된 전문직을 찾고 있는 독자들에게는 파이토디자인 입문서로도 좋을 것이다.

출판 과정의 어려움에도 불구하고, 국내에서 첫번째로 소개되는 파이트디자인 작품집에 함께한 국제 허벌리스트 분들께 감사의 마음을 전한다. 이번 출판을 통해 허브나 식물의 활용법만을 공유하는 것이 아니라, 자연이 들려주는 삶에 대한 지혜도 함께 나눌 수 있기를 바란다. 물론 독자들과 함께 자연의 가치를 나누고 삶과 행복에 대하여 직접 이야기 할 수 있는 기회가 있다면 더없이 좋을 것이다.

한국 파이토디자인 연구소(PDIK) 대표 유 선 옥

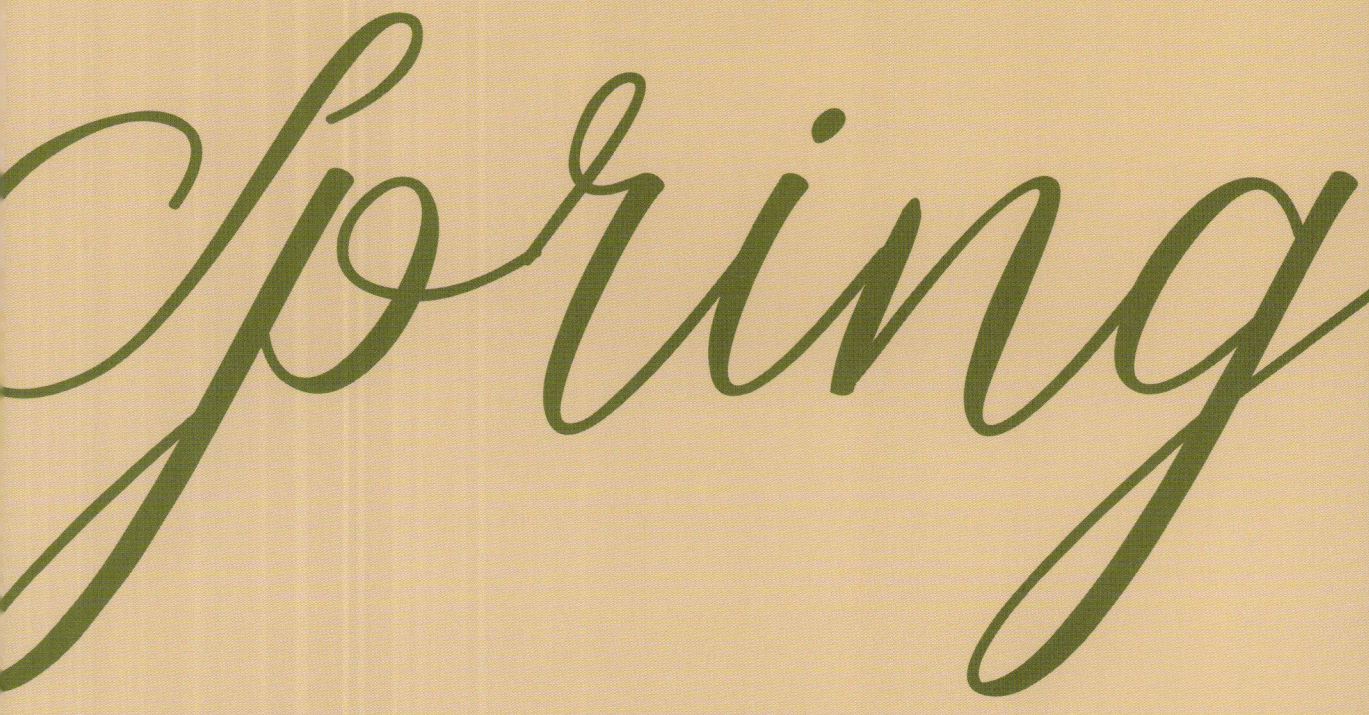

Spring

Shiny Detangler 샤이니 디탱글러
DandeoPesto 댄디오페스토
Space Refresher 스페이스 리프레셔
Dande-Coffee 댄디커피
Lovemary Tea 러브마리 티

녹은 땅 아래로 나무가 수액을 끌어올리고
식물들이 저마다 생명의 에너지를 만들어 내듯이,
긴 겨울을 지내며 정체된 우리의 몸에도 새로운 에너지가 필요하다.
허벌리스트에게 봄(Spring)은
새로운 한 해를 힘차게 나아갈 시간이다.
초록의 에너지로 여행을 준비해 보자.

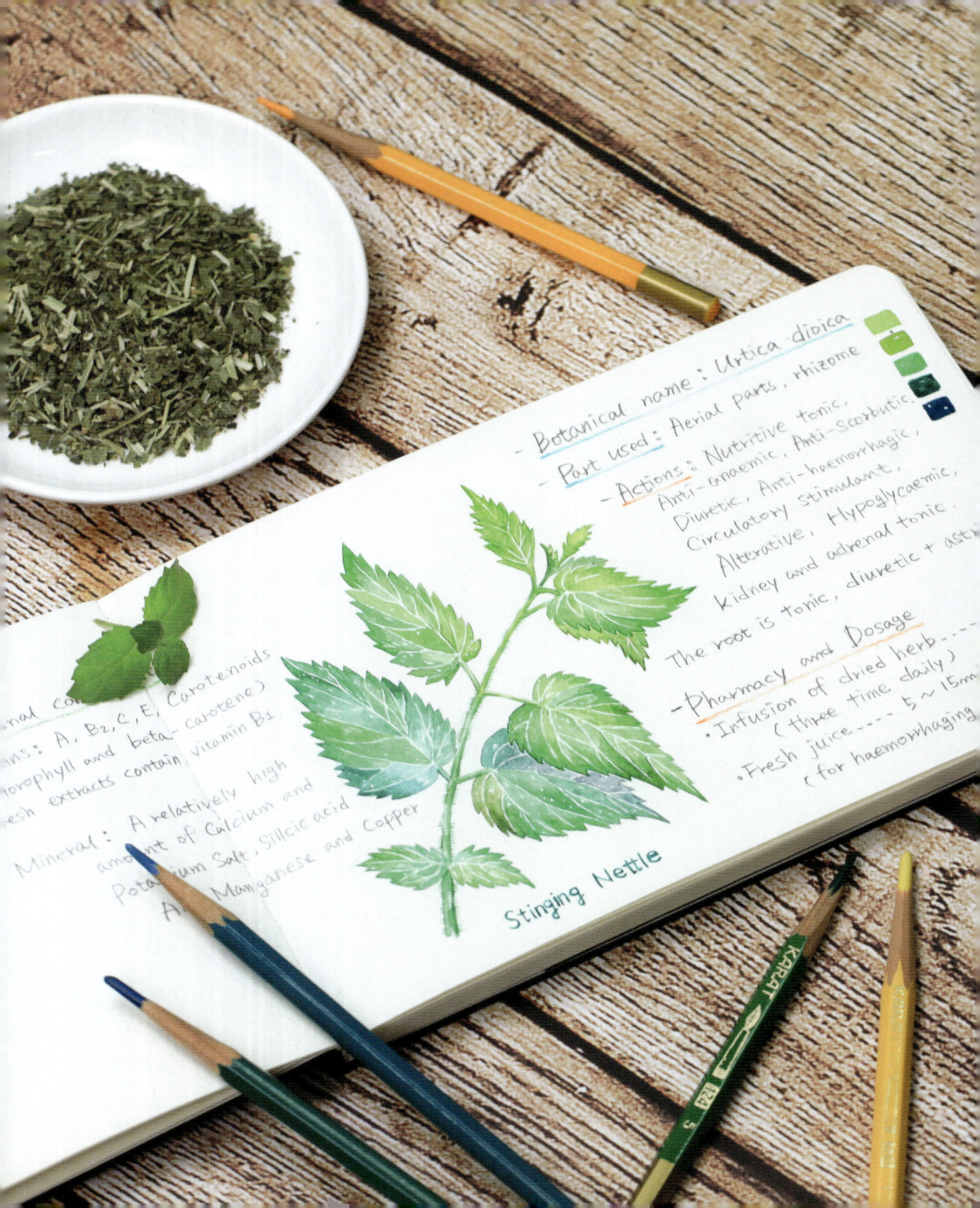

Shiny Detangler
샤이니 디탱글러

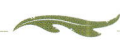

Design Purpose

하루하루 강해지는 자외선과 환절기에 찾아오는 미세먼지는 건조한 모발을 더욱 힘들게 한다. 화학성분이 가득한 모발관리 제품대신 천연식물성 원료를 사용해보면 어떨까? 일상적인 제품을 벗어나 자신만의 특별한 모발 건강 제품을 요구하는 고객을 위해 한가지 떠오르는 식물이 있다. 숲속의 녹색우유라 불리는 네틀(Nettle)이다. 네틀의 숨겨진 가치를 활용해 헤어 미스트 제품으로 디자인해 보았다. 건강하고 아름다운 모발은 물론 부드럽고 윤기 있는 머릿결을 유지하는 데 도움이 될 작품, 샤이니 디탱글러이다.

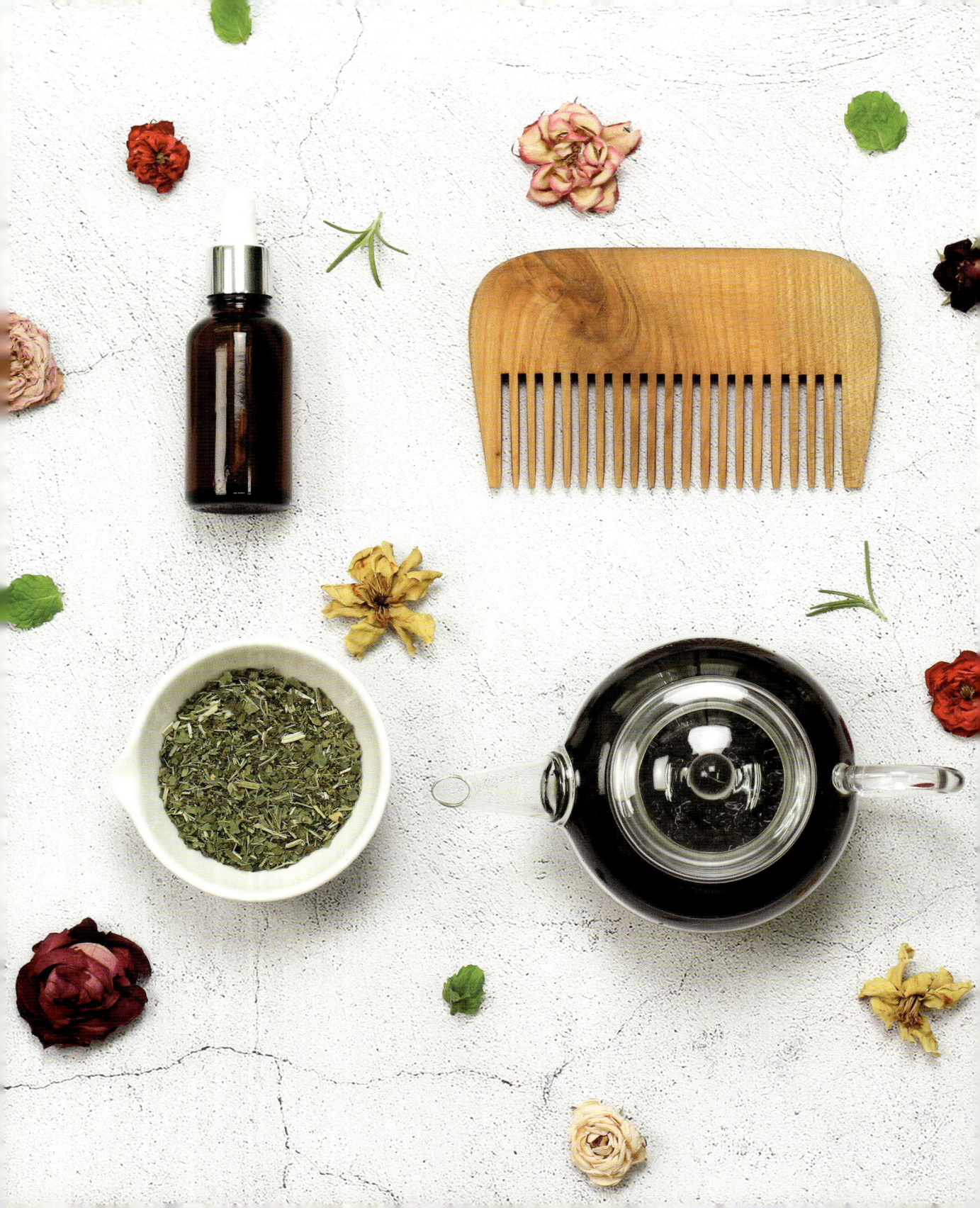

Shiny Detangler
샤이니 디탱글러

Phyto Resource

봄에 나오는 네틀(Nettle)의 부드러운 새싹은 영양이 가득한 훌륭한 식재료이며 건강을 위한 유효식물이다. 한잔의 네틀 티에는 신진대사를 향상시키고 신장기능에 도움이 되는 유효성분들이 함유되어 있으며, 겨울 동안 부족해지기 쉬운 미네랄과 비타민도 풍부하다. 네틀은 식품으로만 사용되는 것이 아니라 건강하고 아름다운 모발을 위해서도 유용하게 사용될 수 있다. 가늘어지고 힘이 없는 모발에 영양을 공급해 주며 윤기와 탄력성도 높일 수 있다. 신선한 네틀은 알러지를 유발하기도 하지만 가열되거나 잘 건조된 것이라면 안전하게 사용할 수 있다. 참고로 네틀은 학명을 구분하여 선택하는 것이 필요하다.

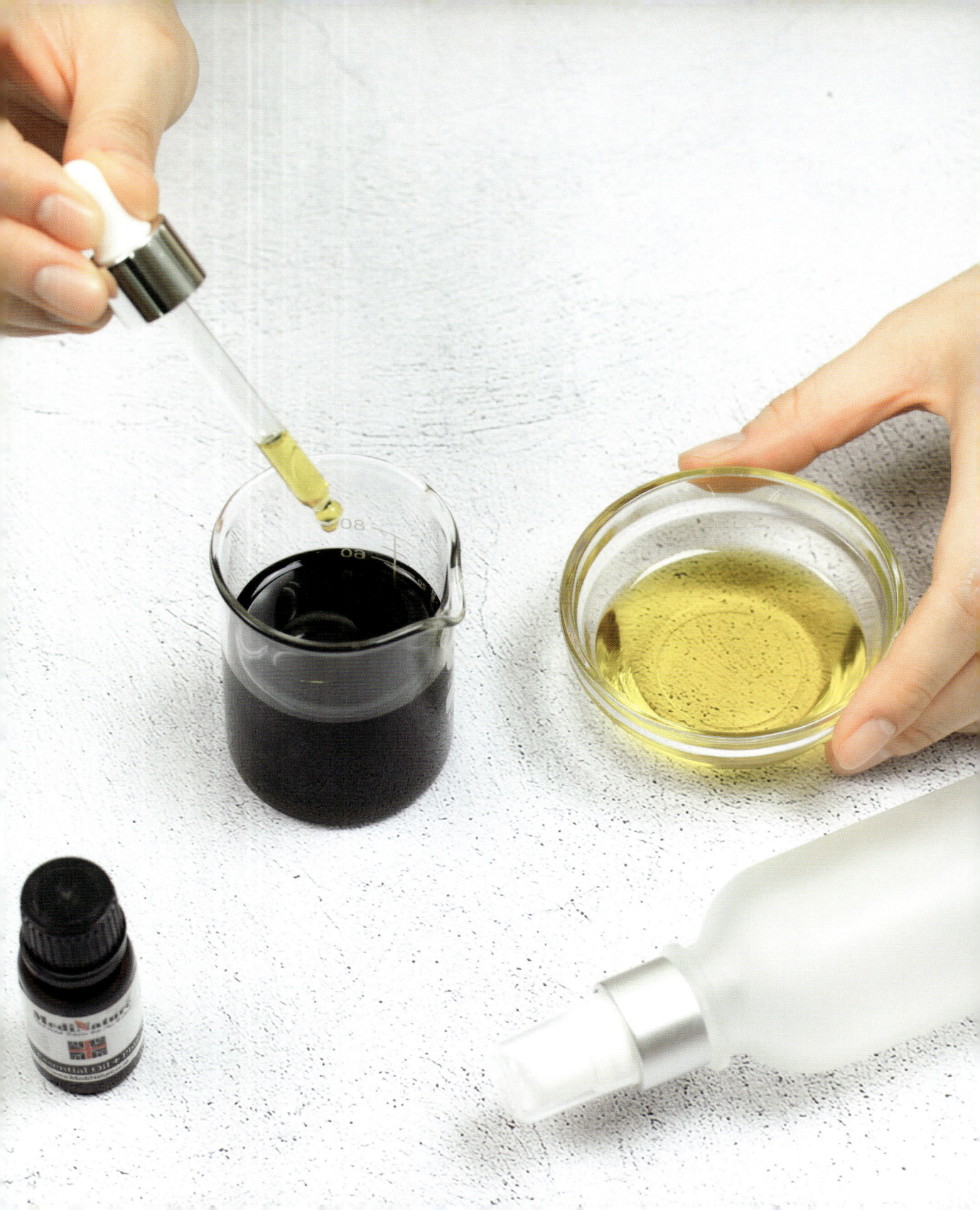

Shiny Detangler
샤이니 디탱글러

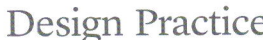

Design Practice

건조된 네틀 2TSP에 끓인 미네랄워터 1/2Cup을 부어 6시간 이상 우려낸다. 진하게 우려낸 네틀을 거름망에 걸러 분리하고, 올리브 오일 10방울과 일랑일랑 에센셜 오일 5방울을 넣어 잘 섞어준다. 스프레이 용기에 담아 건냉한 곳에 보관하며, 오일층이 충분히 섞이도록 잘 흔들어서 사용한다. 참고로 1TSP(티스푼)은 약 5㎖ 용량이며, 1Cup은 약 200㎖ 용량이다.

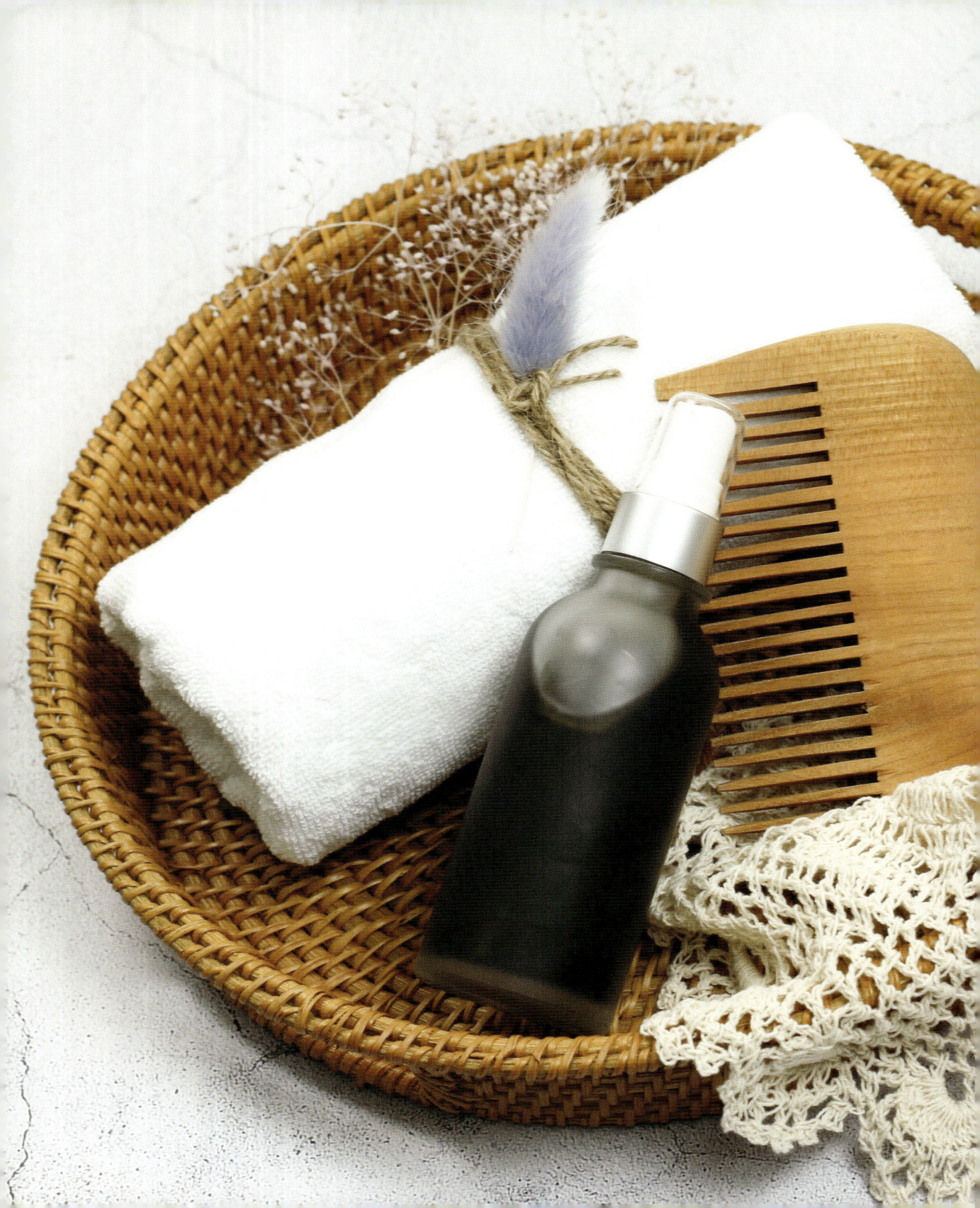

Shiny Detangler
샤이니 디탱글러

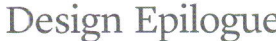

Design Epilogue

건조하고 제멋대로 뒤엉켜버린 머리카락에 네틀 디탱글러를 뿌리고 손가락으로 머리를 빗듯 천천히 마사지해 보자. 마법처럼 부드러워지는 머릿결과 일랑일랑의 꽃 향기가 주는 즐거움을 느껴볼 수 있다. 겨울철 움츠렸던 자신만의 아름다움을 다시 드러낼 수 있는 봄철, 기분 좋은 외출을 위해 선물하고 싶은 작품이다.

DandeoPesto
댄디오페스토

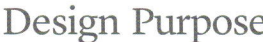

Design Purpose

추운 겨울이 가고, 따듯한 봄을 맞이하는 환절기면 어김없이 찾아오는 불청객이 있다. 졸음이 쏟아지고 몸이 축 처지는 춘곤증과 만성피로이다. 이 때 떨어진 입맛에는 쌉싸름한 맛으로 미각을 되찾아 줄 제품이 필요하다. 강인한 생명력으로 추운 겨울을 견디며, 영양성분을 풍부하게 간직한 민들레(Dandelion)의 가치를 활용해보자. 영양 보충과 집 나간 입맛까지 두 마리 토끼를 모두 잡아 줄 제품, 댄디오페스토를 소개한다.

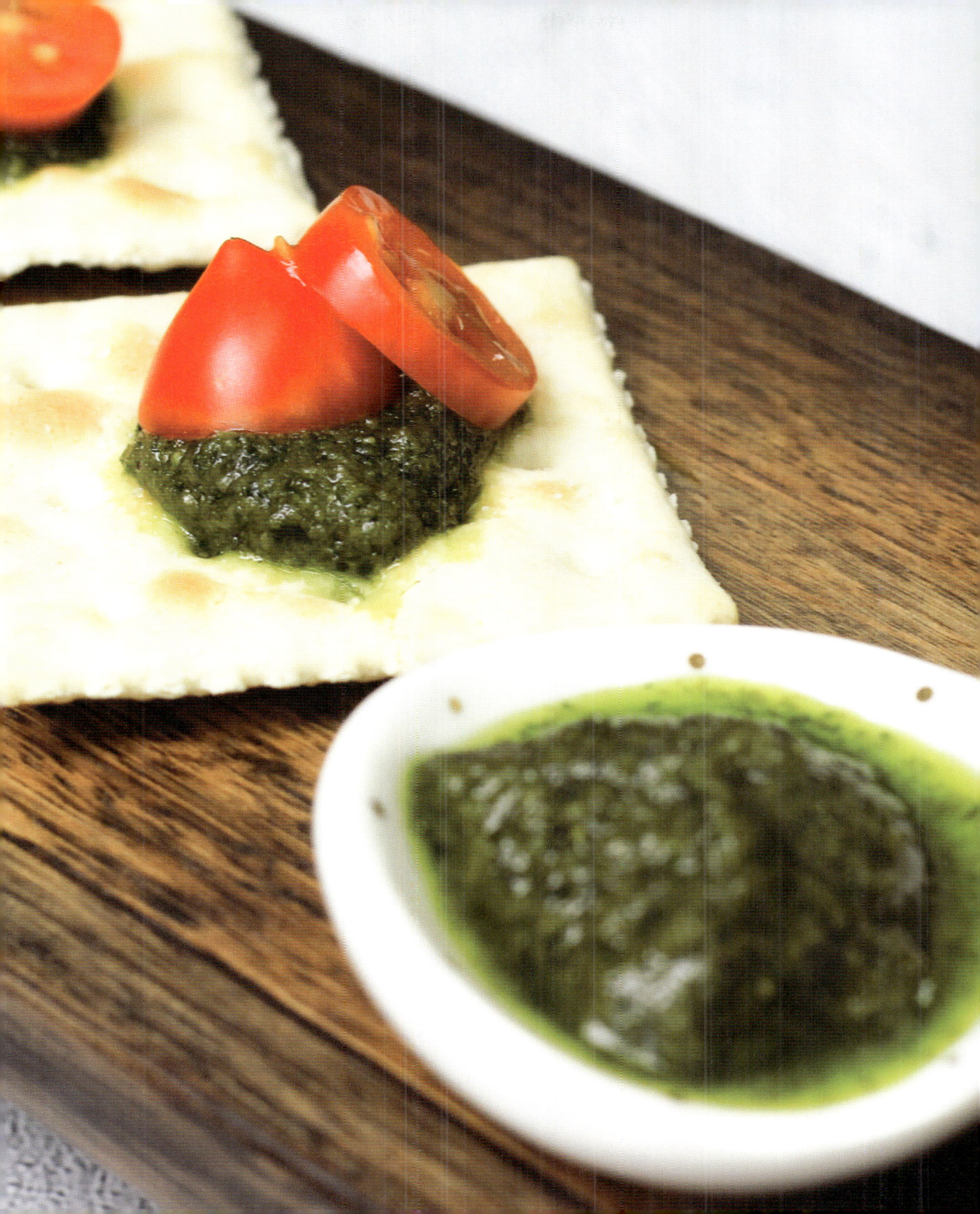

DandeoPesto
댄디오페스토

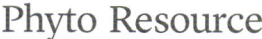

Phyto Resource

예로부터 봄철 가정상비약으로 사랑받아 온 민들레(Dandelion)는 칼슘, 망간, 철, 비타민 A와 K 등 다양한 무기질과 비타민이 풍부한 허브다. 봄철 원기회복을 도와줄 영양 밥상으로도 안성맞춤이다. 민들레는 뿌리부터 잎까지 버릴 것이 하나도 없는 식물로서, 그 활용가치가 높다. 허벌리스트는 카페인 없는 음료를 위해 사용하기도 하고, 봄철 기분전환을 위해 민들레 꽃으로 염색한 패션제품들을 디자인하기도 한다. 봄바람에 흩날리는 홀씨처럼 민들레는 우리 삶의 곳곳에서 건강과 행복을 선물하는 소중한 식물자원이다.

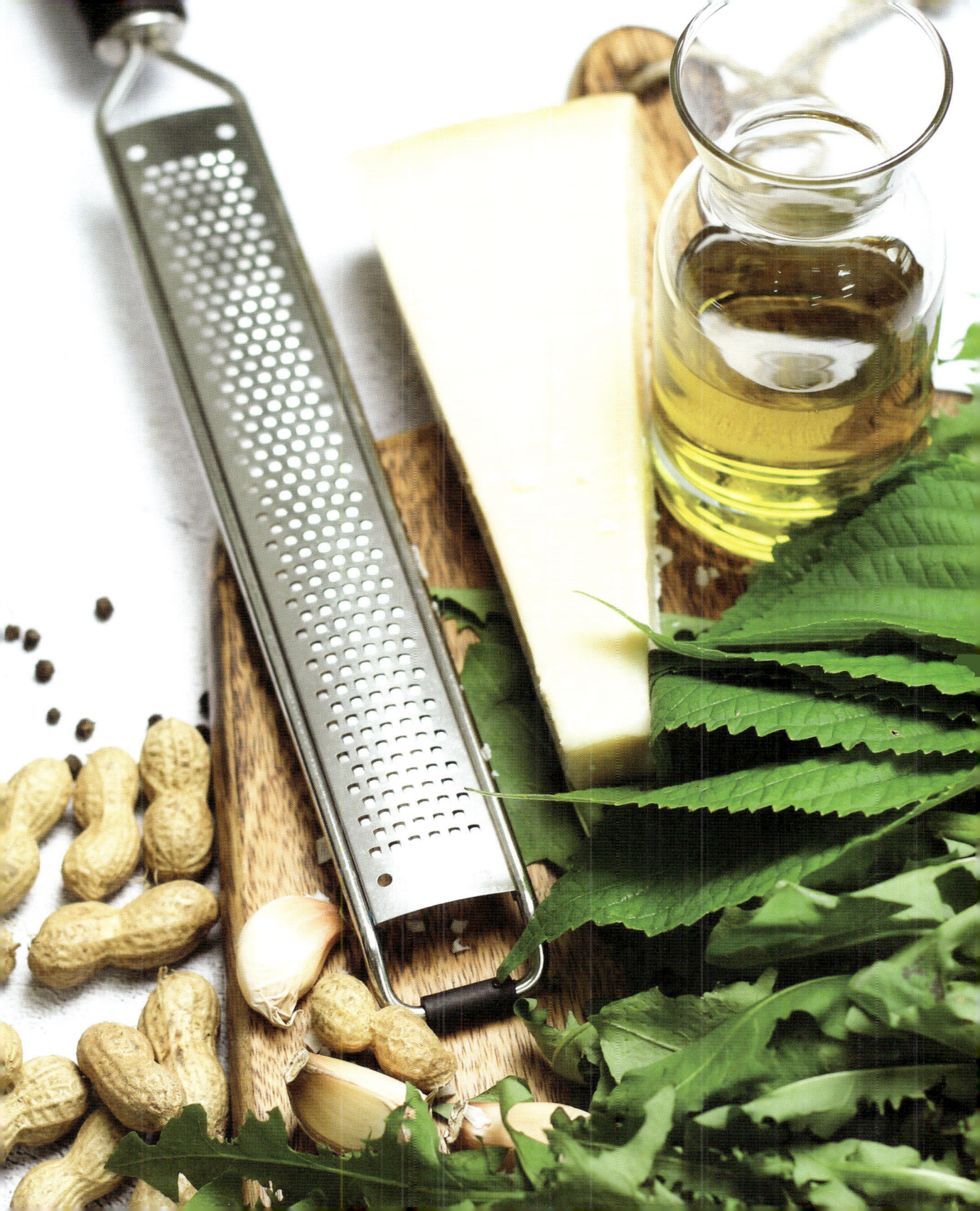

DandeoPesto
댄디오페스토

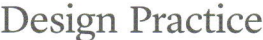

Design Practice

봄철에 막 돋아난 민들레의 여린 잎을 잘 씻어 준비한다. 민들레 잎 70~80g과 깻잎 6장, 땅콩 2TBSP, 올리브 오일 65㎖를 혼합하고, 약간의 소금과 후추를 넣어보자. 믹서에 넣어 고운 질감이 날 때까지 갈아준 후 마무리한다. 치즈를 추가하여 풍미를 더할 수도 있다. 일주일 정도 신선한 상태로 냉장보관이 가능하며, 장기간 보관을 위해 냉동실에 얼려두었다가 사용해도 좋다.

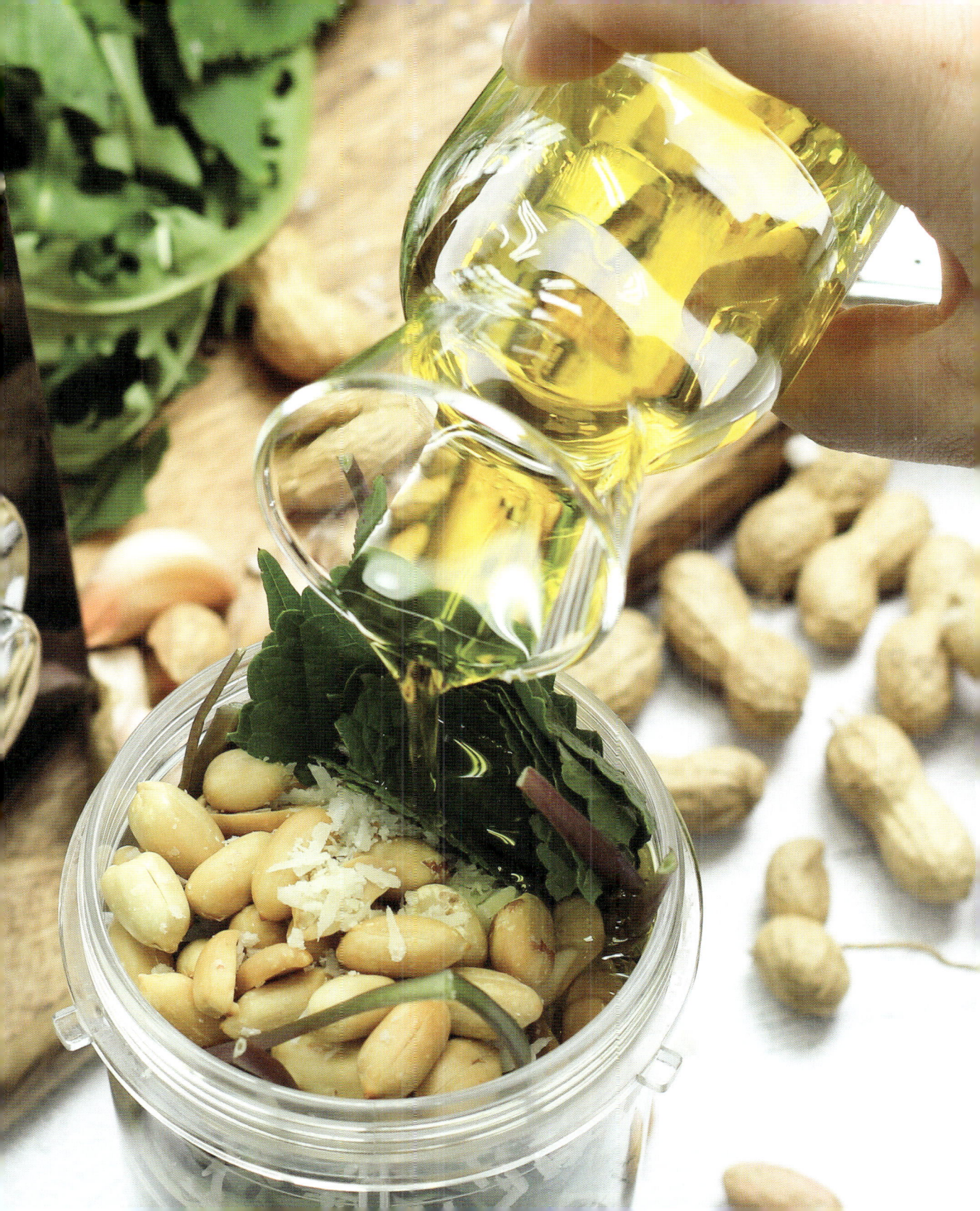

DandeoPesto
댄디오페스토

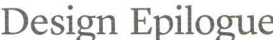

Design Epilogue

페스토(Pesto)는 '찧다 혹은 빻다'라는 뜻을 가진 이탈리아 정통 그린 소스이다. 파스타나 빵과 함께 즐기거나 샐러드 드레싱으로 풍미를 더해줄 수 있다. 각종 식품 첨가물로부터 아이들을 보호하는 영양 간식으로도 제격이다. 식품 산업에서 제철음식 메뉴나 건강한 카페메뉴, 또는 디저트로도 매력적일 것이다. 봄철 보양식, 댄디오페스토로 사랑하는 사람들의 건강을 책임질 한끼 식사를 준비해보자.

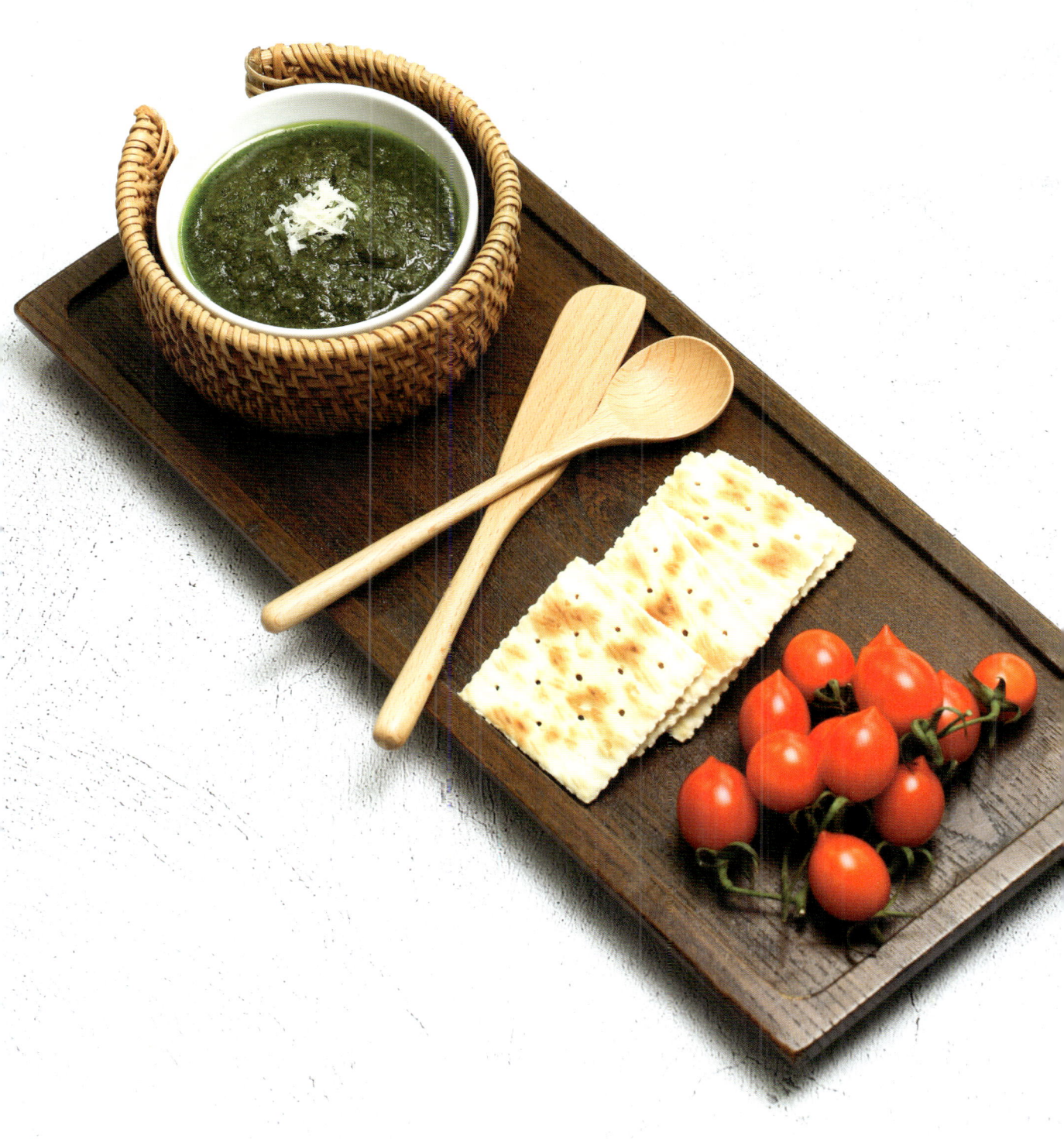

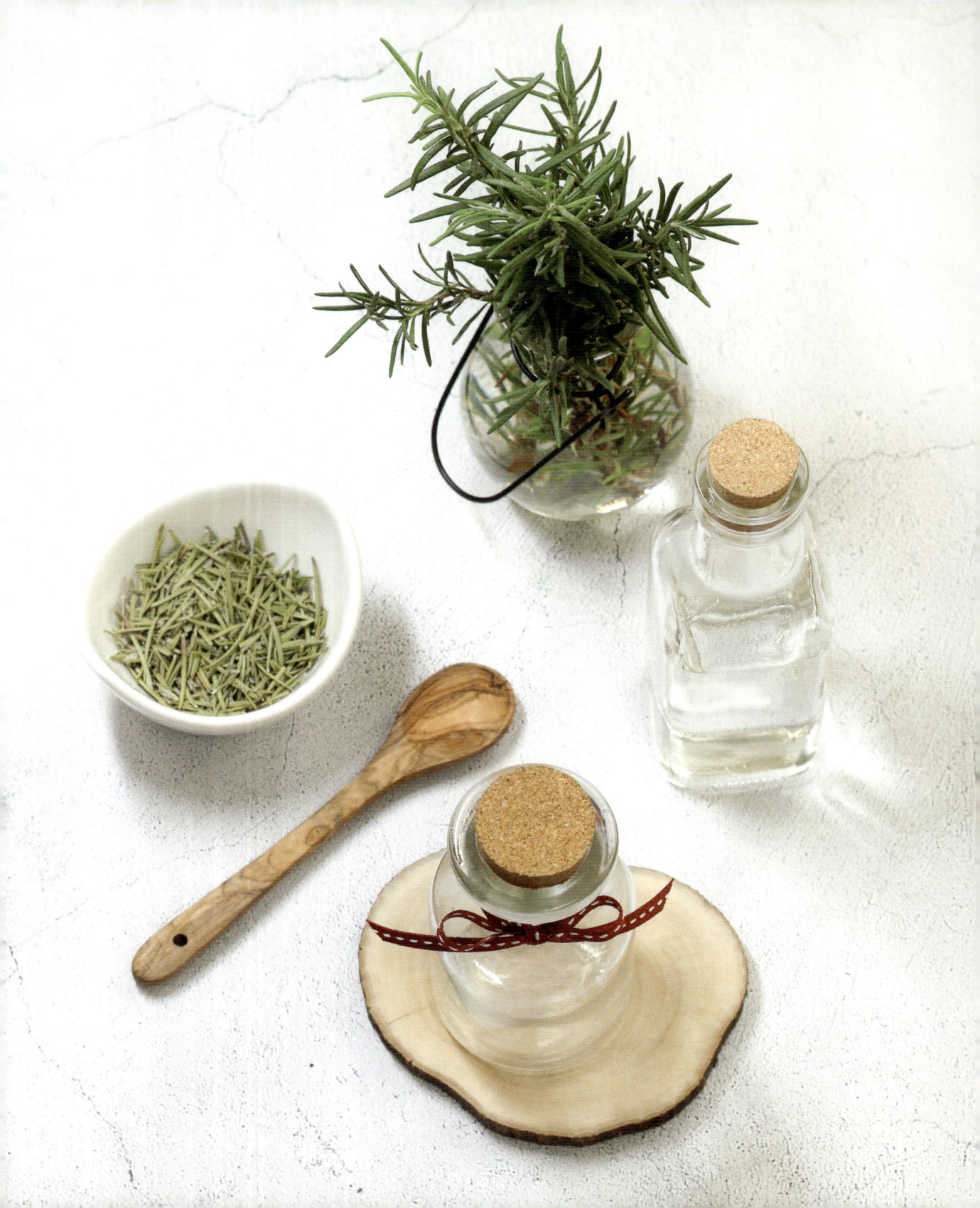

Space Refresher
스페이스 리프레셔

Design Purpose

청소년들에게 봄은 새 학기가 시작되는 중요한 시기이다. 자신만의 공간을 만들고 정리하며, 새로운 준비를 시작하는 시간이라 할 수 있다. 봄철 자녀들의 힘찬 출발을 응원할 수 있는 제품을 디자인해 보는 것은 어떨까? 묵은 공기를 밀어내고 싱그러운 향기와 함께 집중력 향상에 도움이 될 수 있는 레몬(Lemon)과 로즈마리(Rosemary)를 선택해 보았다. 간편한 휴대성과 사용의 편리성도 디자인에 반영하였다. 청소년은 물론 나홀로 작업을 하는 전문 직종의 고객들에게도 적합한 제품, 스페이스 리프레셔이다.

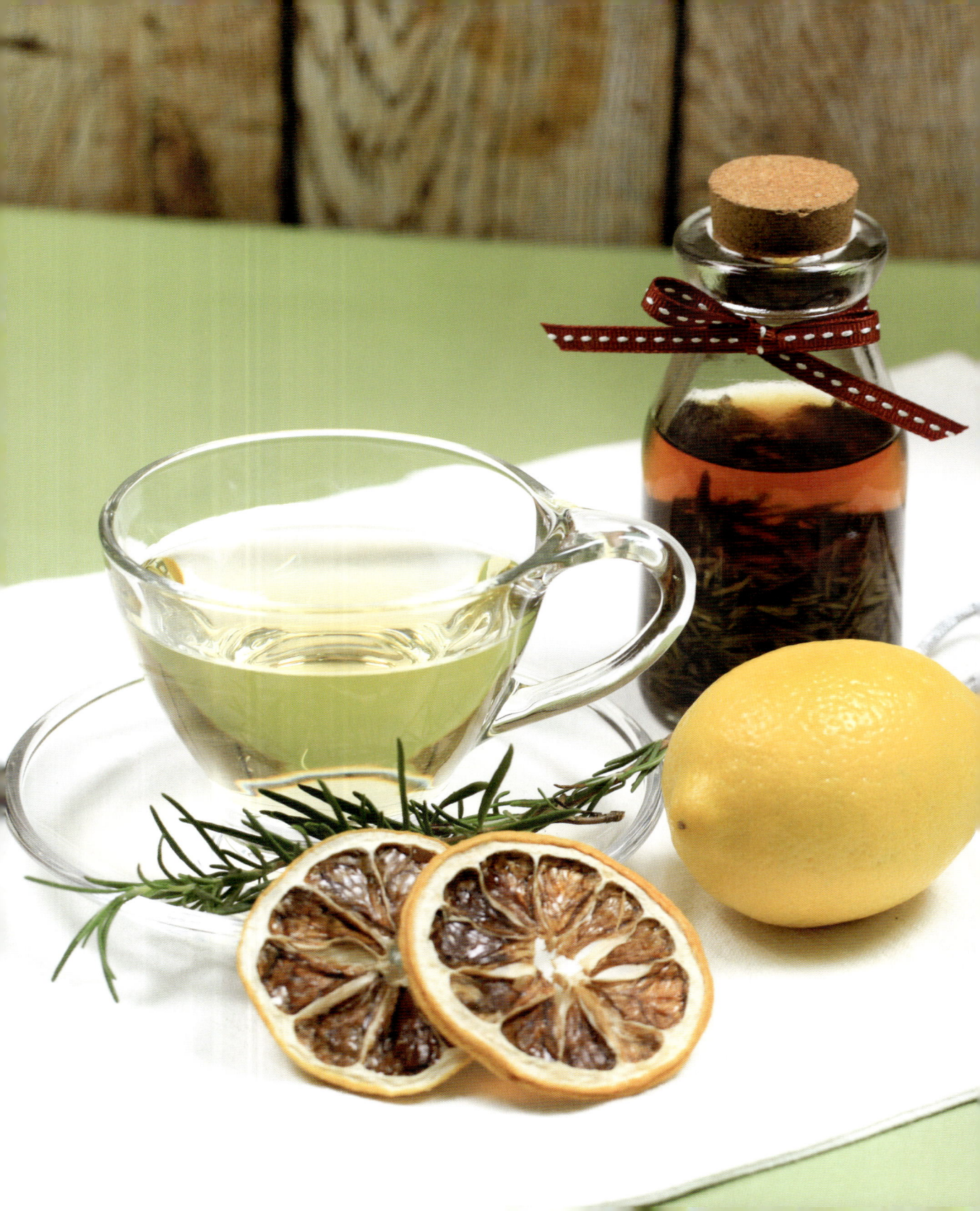

Space Refresher
스페이스 리프레셔

Phyto Resource

독특한 잎모양과 청량한 향기가 가득한 로즈마리는 그 옛날 유럽에서 '학자의 허브'라 불려왔다. 별칭에서 알 수 있듯이 뇌의 기능을 활성화시키며 기억력과 집중력 향상에 도움을 주는 허브이다. 사시사철 푸르른 상록의 허브인 로즈마리는 다양한 향수와 화장품에도 사용되고 있으며, 신진대사를 돕는 유효성분들의 역할이 있어 건강식품에도 활용되고 있다. 사랑하는 자녀들을 위해 로즈마리를 선물해보자.

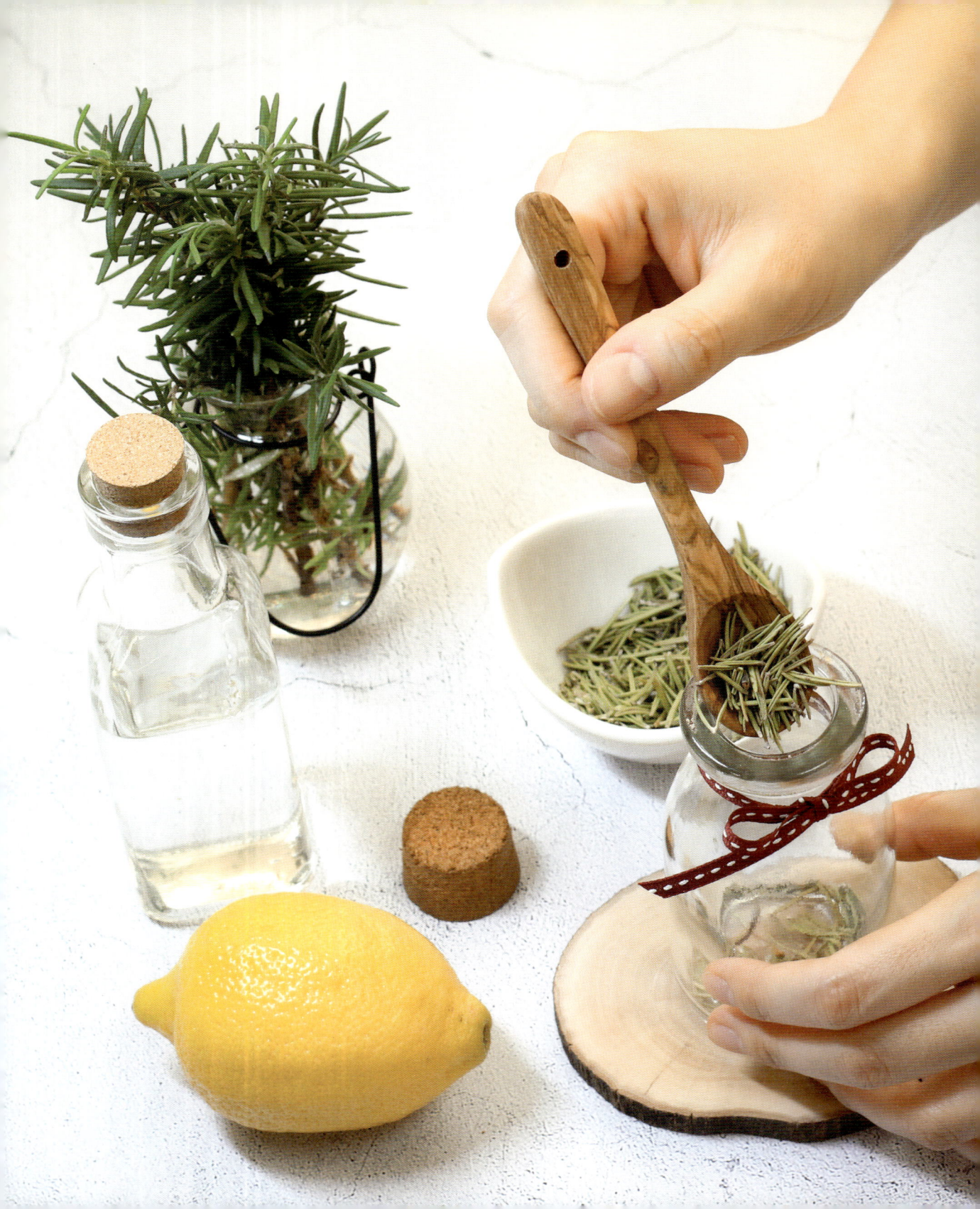

Space Refresher
스페이스 리프레셔

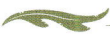

Design Practice

건조된 잎 2TSP을 컵에 넣고 끓인 미네랄워터를 부어 15분동안 우린 후 식혀 준다. 레몬 1/2조각을 착즙하여 준비된 로즈마리 티 1/2Cup에 혼합하고, 로즈마리 팅쳐 4TBSP을 넣어 잘 섞어준다. 소독된 병에 담아 보관하여 사용한다. 로즈마리 팅쳐는 로즈마리 잎 10g에 보드카 100㎖를 넣어 그늘지고 서늘한 장소에서 약 2주간의 숙성과정을 통해 얻을 수 있다. 참고로 1TBSP(테이블스푼)은 약 15㎖ 용량이다.

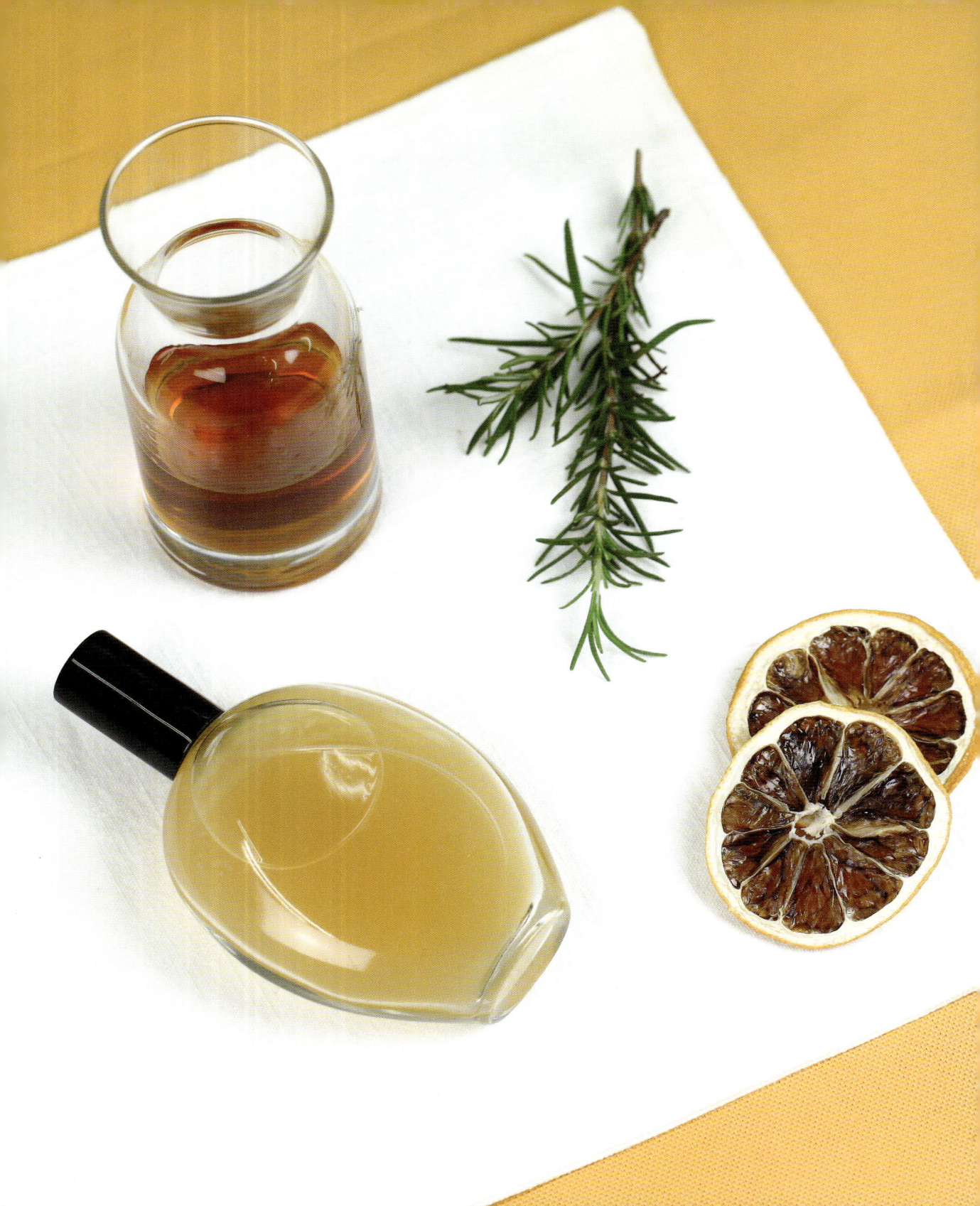

Space Refresher
스페이스 리프레셔

Design Epilogue

공부를 시작하기 전 스페이스 리프레셔를 뿌려보자. 레몬을 통해 공간 내의 살균작용과 상큼한 향을 얻을 수 있으며 학자의 허브, 로즈마리의 가치를 느낄 수 있다. 이번 작품집에 함께 선보인 로즈마리 티와 함께 사용하면 시너지 효과를 얻을 수 있다. 스페이스 리프레셔를 사용할 때는 창문을 살짝 열어주는 것이 좋다. 자신만의 활력 있고 향기로운 공간, 초록의 스페이스를 즐겨 보자.

Dande-Coffee
댄디커피

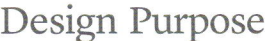

Design Purpose

바쁘게 살아가는 현대인에게 커피 한 잔은 선과 악의 양면을 지닌 친구와 같다. 커피 뿐만이 아니라 아침시간 피곤한 몸과 몽롱한 머리를 깨워주는 카페인 음료는 우리 주변에서 쉽게 접할 수 있어 더욱 유혹적이다. 그러나 카페인은 일시적인 각성상태를 유지시켜 줄 뿐, 진정한 활력과 에너지를 제공하지 못한다. 시간이 지날수록 몸의 피로함이 축적되어 오히려 에너지 대사의 악순환을 만들 수 있다. 이러한 악순환을 끊어줄 건강한 카페인 프리 음료에 대한 고객들의 요구도 증가하고 있어 진정한 쉼터, 힐링의 공간에 맞은 카페 메뉴를 디자인해 보았다.

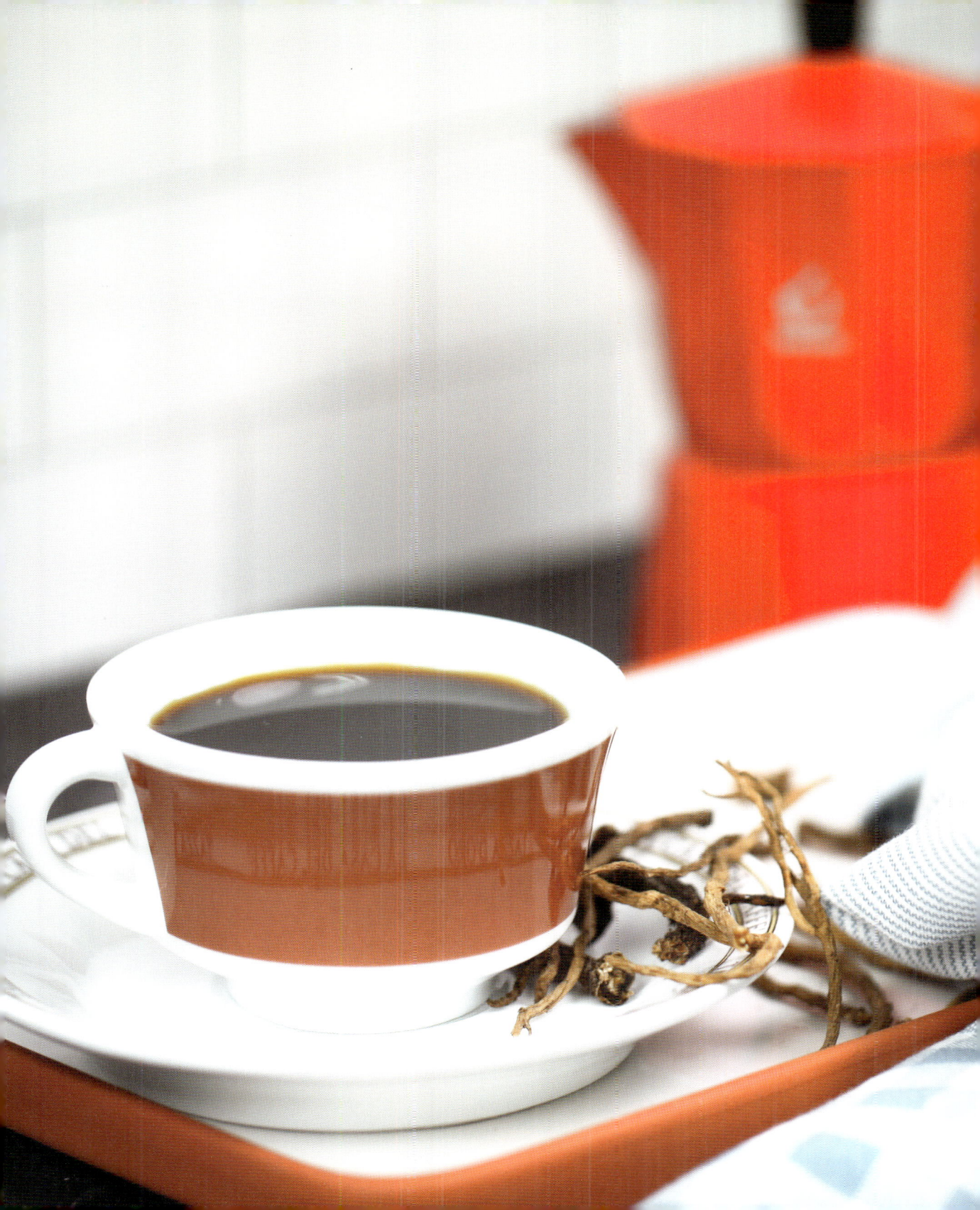

Dande-Coffee
댄디커피

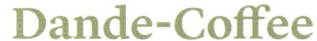

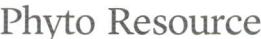

Phyto Resource

봄이 되면 가장 먼저 밖으로 얼굴을 내미는 식물, 민들레를 연상할 때 먼저 생각나는 것이 있다면 앙증맞은 노란 꽃일 것이다. 지면위로 드러난 꽃도 예쁘지만, 진정한 가치는 보이지 않는 땅 속의 뿌리에 담겨있다. 민들레 뿌리에 함유된 유효성분들은 건강한 간을 위해 도움을 준다. 특히 간의 역할을 도와 만성피로의 회복이나 해독작용에 중요한 역할을 한다. 새로운 시작을 준비하는 봄, 민들레는 우리 곁을 지키는 건강 파수꾼이다.

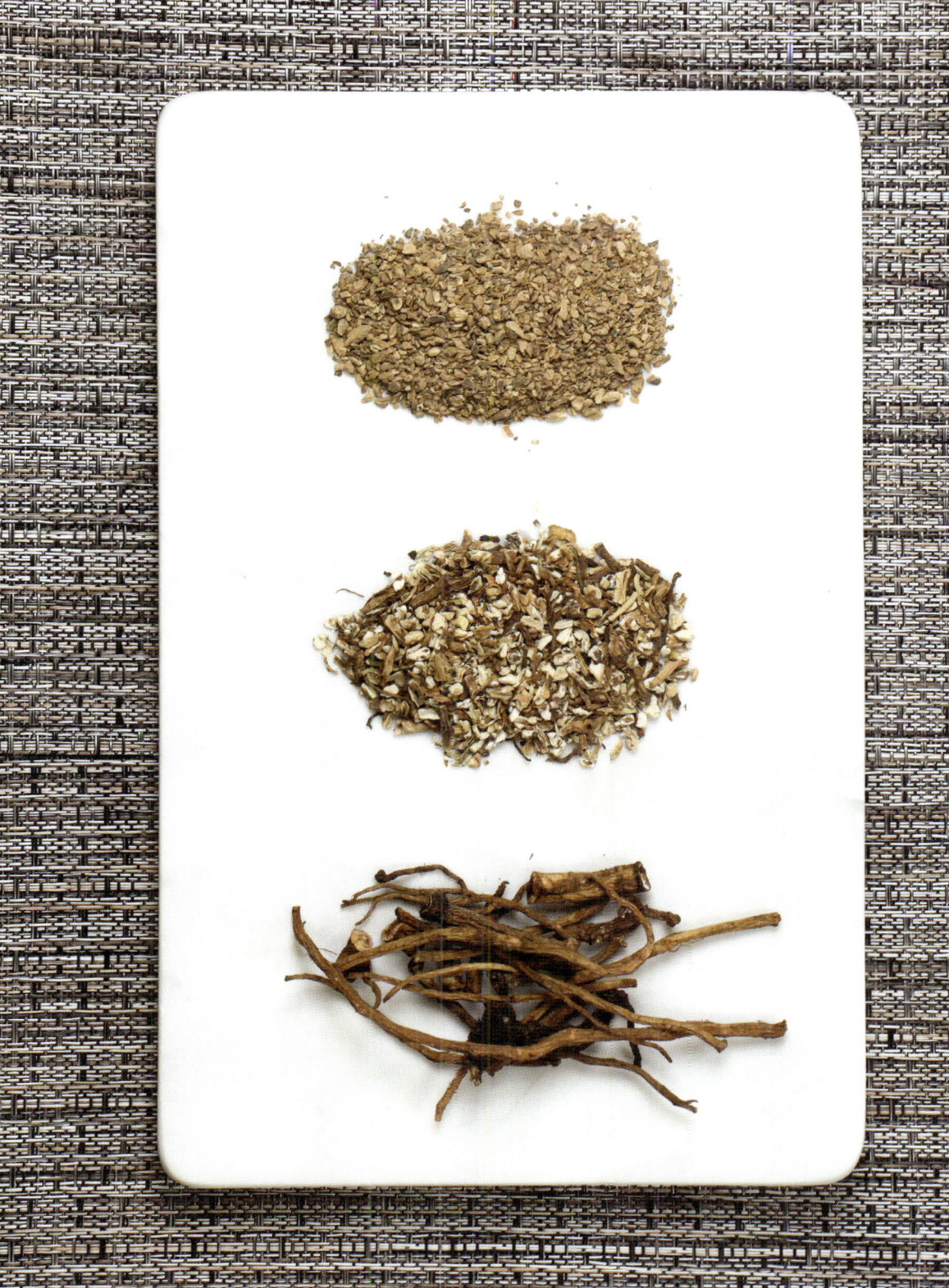

Dande-Coffee
댄디커피

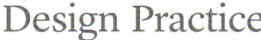

Design Practice

깨끗하게 씻은 민들레 뿌리를 콩알만한 크기로 잘게 자른 후, 통풍이 잘되는 그늘에서 말려준다. 잘 말려진 민들레 뿌리를 로스팅 기구에 담아 낮은 불에서 서서히 볶아준다. 불의 강약을 조절하는 것이 중요하다. 민들레 뿌리들이 고소하게 볶아지고 숨어있던 흙색이 드러나면 로스팅을 멈추고 식혀준다. 커피빈을 사용하는 방법과 같이 드립커피나 증기추출 방법으로 다양하게 음료를 만들어 보자.

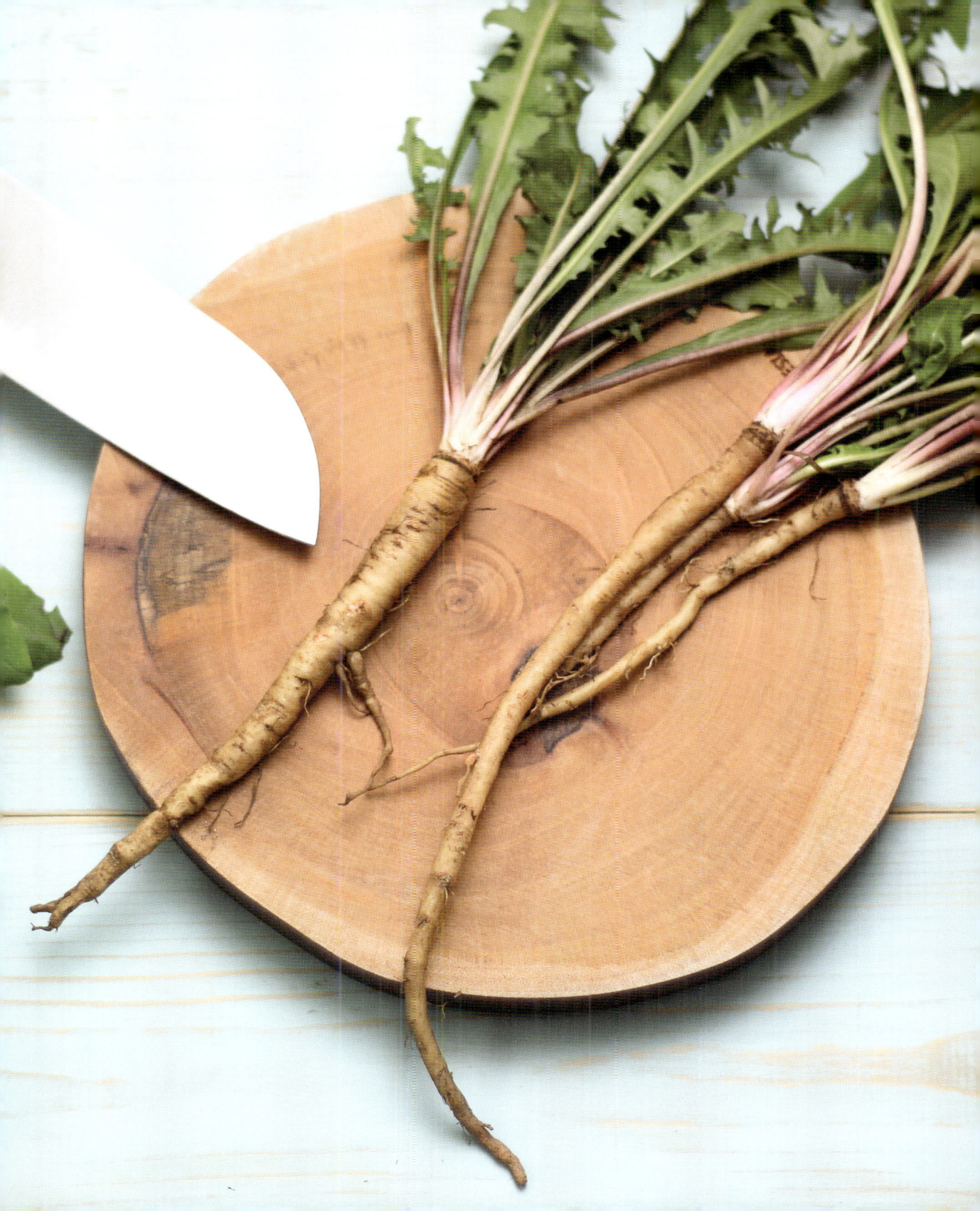

Dande-Coffee
댄디커피

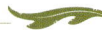

Design Epilogue

더치 커피 형태로 추출한 민들레 커피는 일반인부터 임산부까지 누구나 즐길 수 있는 안전한 음료이다. 건강 열풍이 불고 있는 식음료 산업에서 카페인 없는 음료를 찾는 고객들을 위해 추천할 수 있는 메뉴이다. 일반 커피원액과 혼합하여 카페인 섭취를 줄이고 커피 향을 유지할 수 있는 건강음료로도 좋으며, 댄디커피를 이용하여 다양한 디저트 제품도 디자인할 수 있다. 고객들의 건강하고 행복한 카페문화를 위해 제품을 디자인하는 것이 파이토디자이너로서 가장 행복한 시간이다.

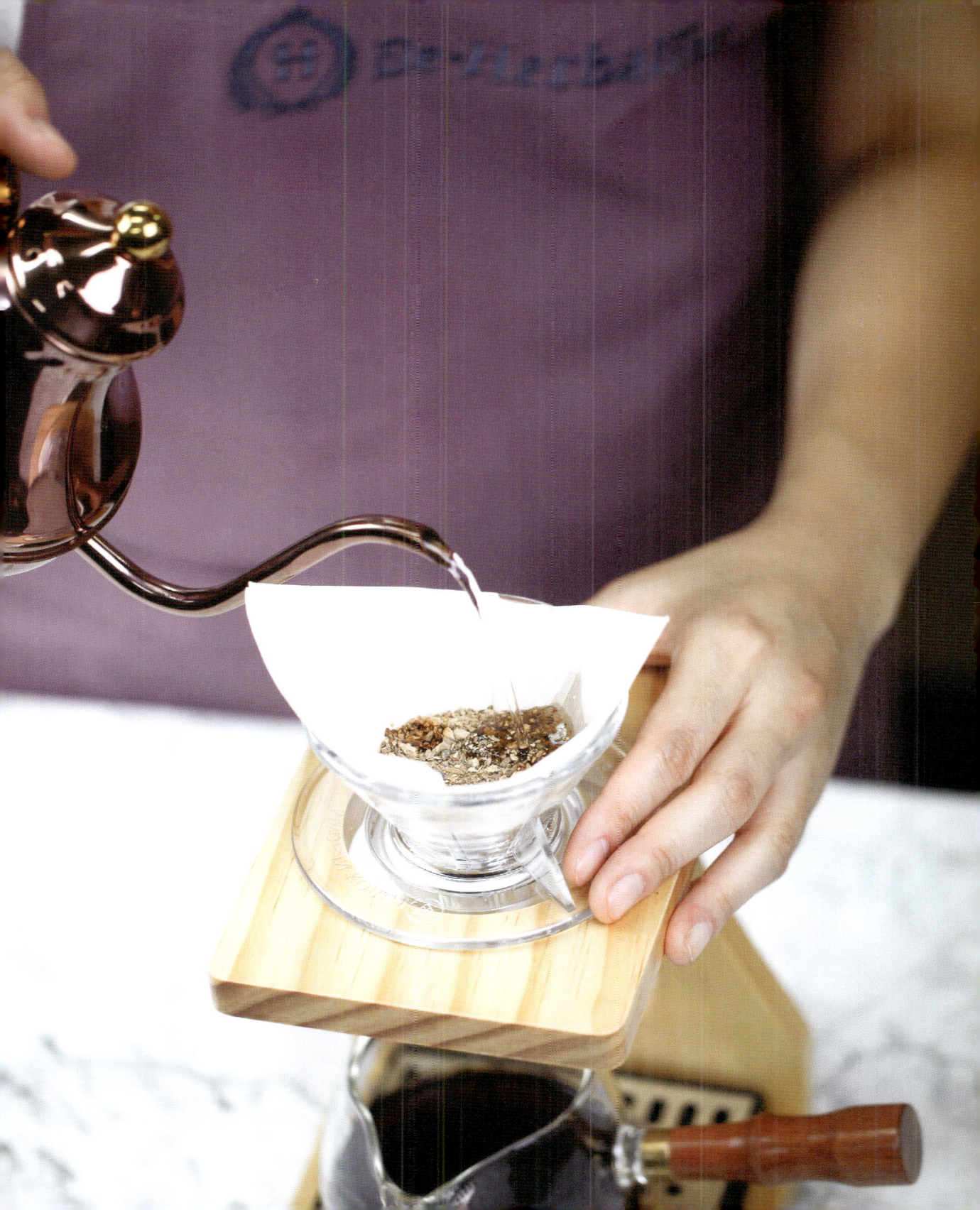

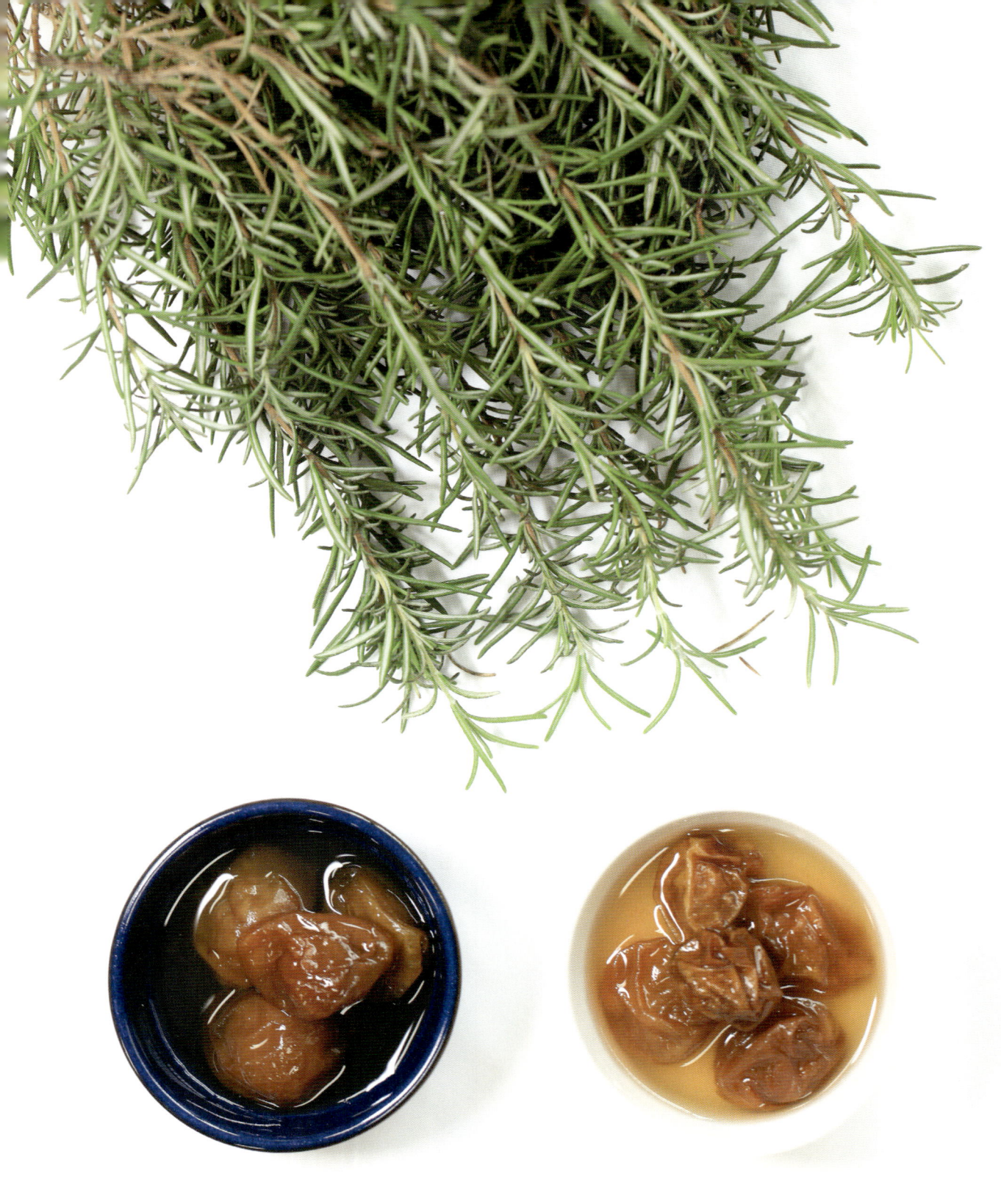

Lovemary Tea
러브마리 티

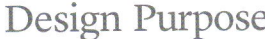

Design Purpose

흙 사이로 머리를 내미는 새싹을 보았다. 단단한 흙을 뚫고 올라오는 기세가 대단하다. 자연의 사랑을 받아 연둣빛 싹을 틔워내는 작은 씨앗의 생명력에 감탄하게 되는 계절이다. 봄날의 따스함이 시작되면서 무거워지는 눈꺼풀과 나른함을 이겨내지 못하는 고객들을 위해, 겨우내 움츠려 있던 무력감에서 벗어나 새로운 활력을 얻는데 도움이 될 한 잔의 티를 준비해보자. 사랑하는 사람에게 러브마리 티를 추천한다.

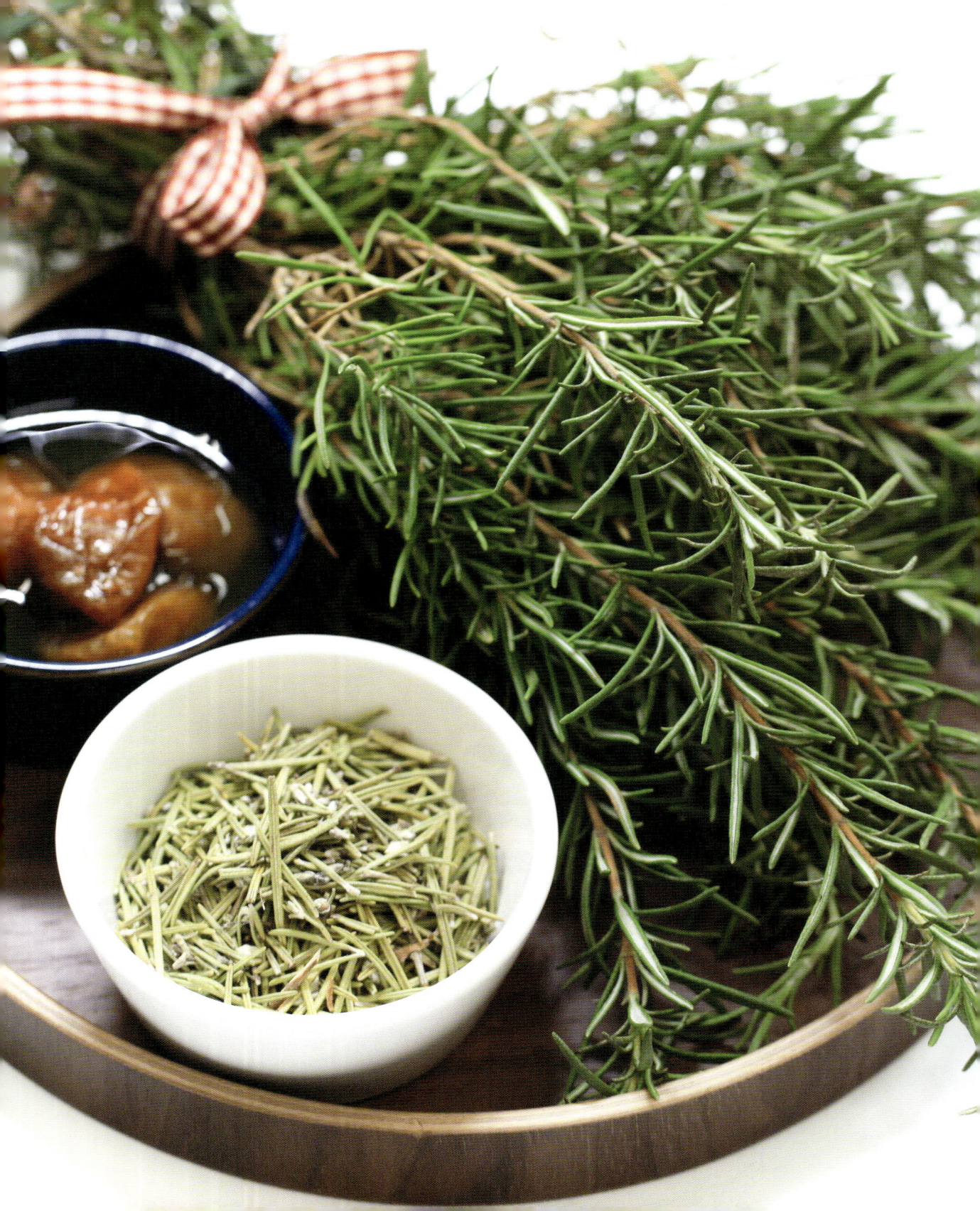

Lovemary Tea
러브마리 티

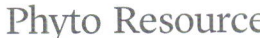

Phyto Resource

역사의 중심에서 함께 해왔던 허브, 로즈마리의 숨겨진 가치는 우리의 상상력을 넘어선다. 바쁜 일상에서 급한 식사로 인해 불편함을 느낀다면 로즈마리가 도움이 될 수 있다. 소화과정에서 얻어지는 영양분의 원활한 흡수와 배분, 그리고 불필요한 노폐물 배출에 도움이 되기 때문이다. 로즈마리는 대표적인 항산화 식물로서, 피부건강과 미용에도 효과적이다. 피부 혈색과 두피의 혈액 순환에 도움이 되기 때문이다. 봄철 나른함을 떨쳐버리고 새로운 활력을 위해 로즈마리를 사용해 보자.

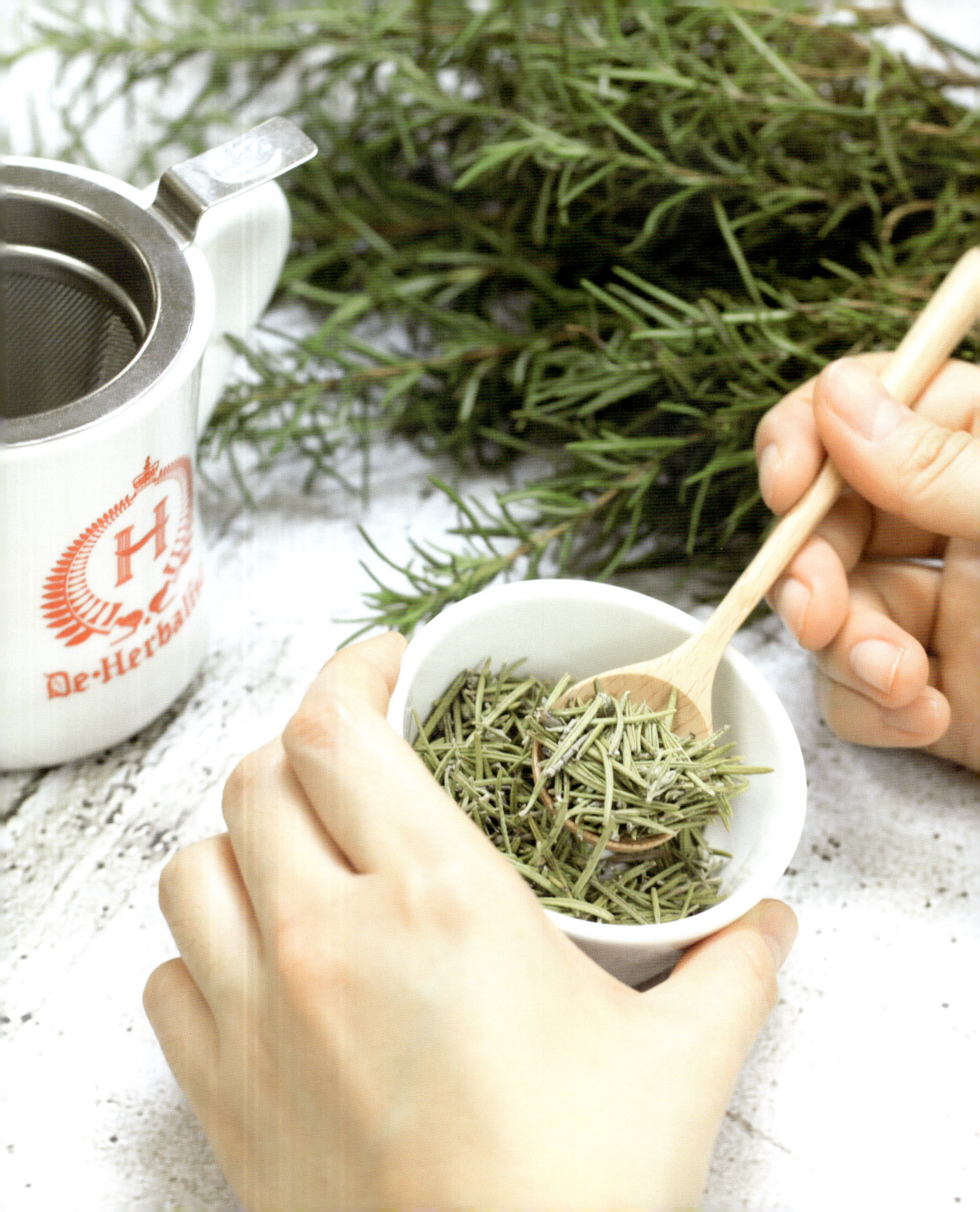

Lovemary Tea
러브마리 티

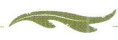

Design Practice

건조된 로즈마리 2TSP에 끓인 미네랄워터 1Cup을 붓고 뚜껑을 덮는다. 10~15분 정도 충분히 우려낸 후 건져낸다. 우려낸 티는 실온에서 식혀 잠시 보관한다. 별도로 준비한 컵에 매실청 2TBSP을 넣는다. 매실청과 얼음이 담긴 컵에 준비한 로즈마리 티를 넣어보자. 건강한 봄철 음료 러브마리 티를 즐길 수 있다. 매실청의 양은 기호에 따라 조절할 수 있으며 아이스 음료가 기호에 맞지 않는다면 따끈하게 마셔도 좋다.

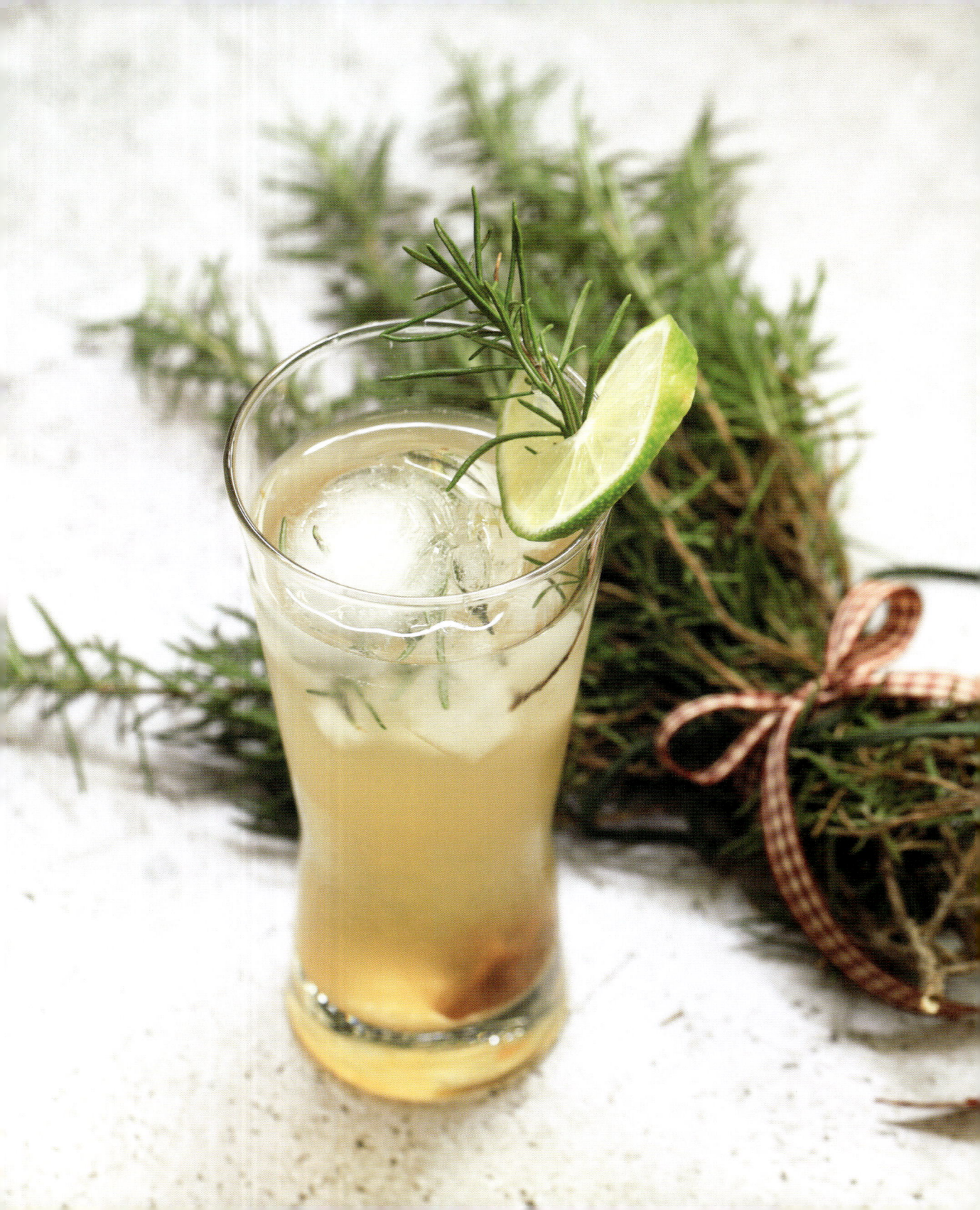

Lovemary Tea
러브마리 티

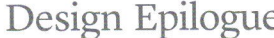

Design Epilogue

카페인이나 탄산음료를 통해 자연이 주는 활력과 생명 에너지를 기대할 수는 없을 것이다. 비교적 간단한 디자인이지만 나른하고 무기력해지기 쉬운 봄철 고객들이 활력을 회복하는데 도움이 되기를 바란다. 집중력을 필요로 하는 직장인이나 수험생에게도 항산화 성분이 풍부한 러브마리 티를 추천한다. 미용을 생각하는 분들에게도 이너뷰티 제품으로 활용될 수 있다.

Summer

Leodrant 레오드란트
Menthocider 멘토사이다
L-Vine Dressing 엘바인 드레싱
Aloha Sanitizer 알로하 세니타이저
Ice Mintcream 아이스 민트크림

뜨거운 태양을 향해 성장하는 줄기와
시원한 땅속으로 손을 내미는 뿌리,
꿀벌을 맞이하는 매혹적인 꽃들로 새로운 열매를 준비한다.
허벌리스트에게 여름(Summer)은
외부 변화에 대한 저항보다, 자연의 이치를 받아들이는 순응의 시간이다.
자연에 순응하는 지혜를 식탁에 올려보자.

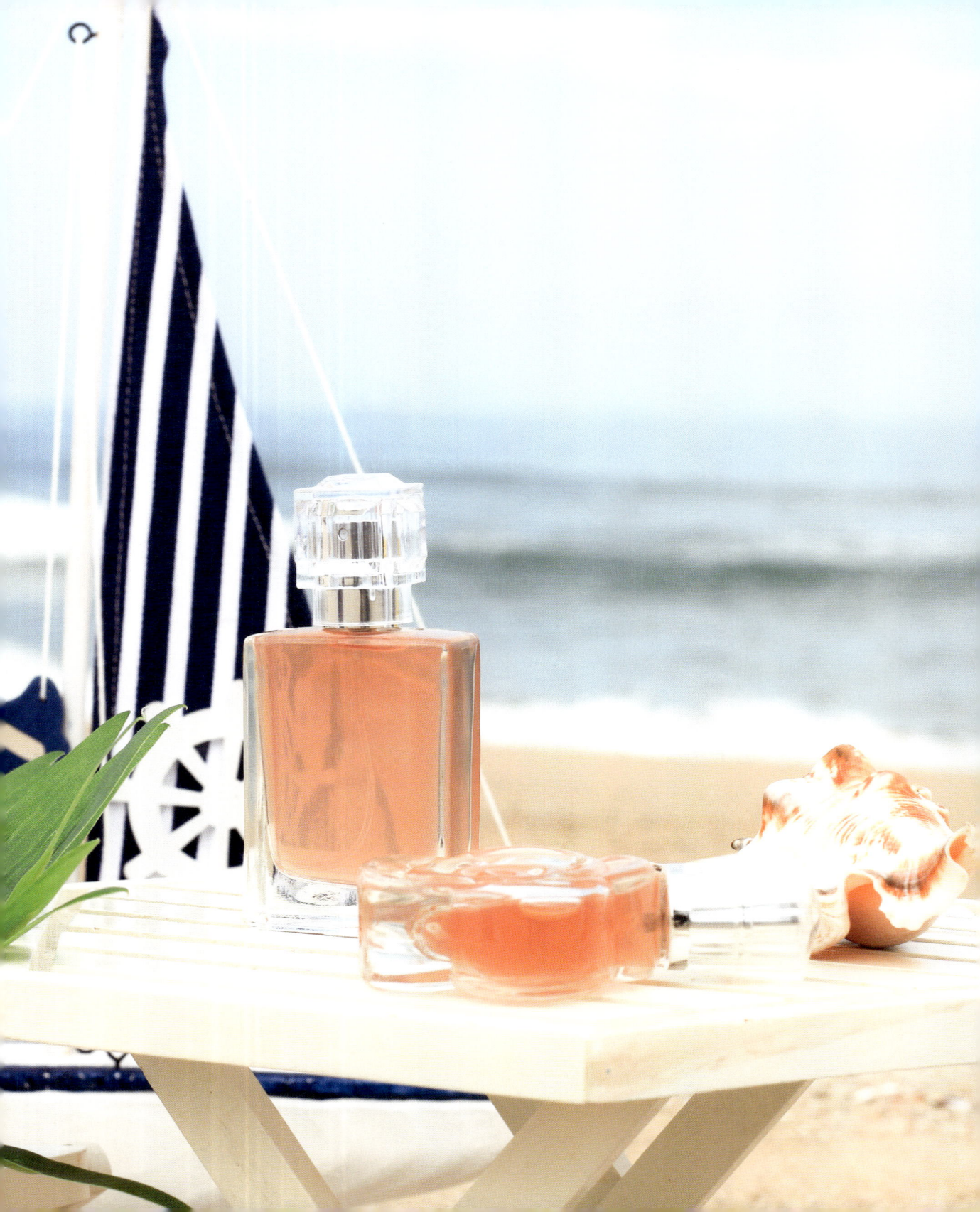

Leodrant
레오드란트

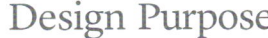

Design Purpose

흘러내리는 땀에 하루에도 수십 번 시원한 샤워가 생각나는 계절. 뜨거운 햇살과 강렬한 자외선은 또 다시 여름이 왔음을 알린다. 무더운 여름, 주변의 사랑하는 사람들을 위해 작지만 도움이 되는 제품을 디자인하고 싶다. 고온 다습한 환경에 지치고 예민해진 피부를 편안하게 진정시켜 주는 것은 물론, 달콤하고 향긋한 향기로 몸과 마음의 피로감마저 날려 줄 수 있다면 더욱 좋을 것이다. 오늘 사랑하는 이를 위해 디자인한 제품은 레오드란트이다.

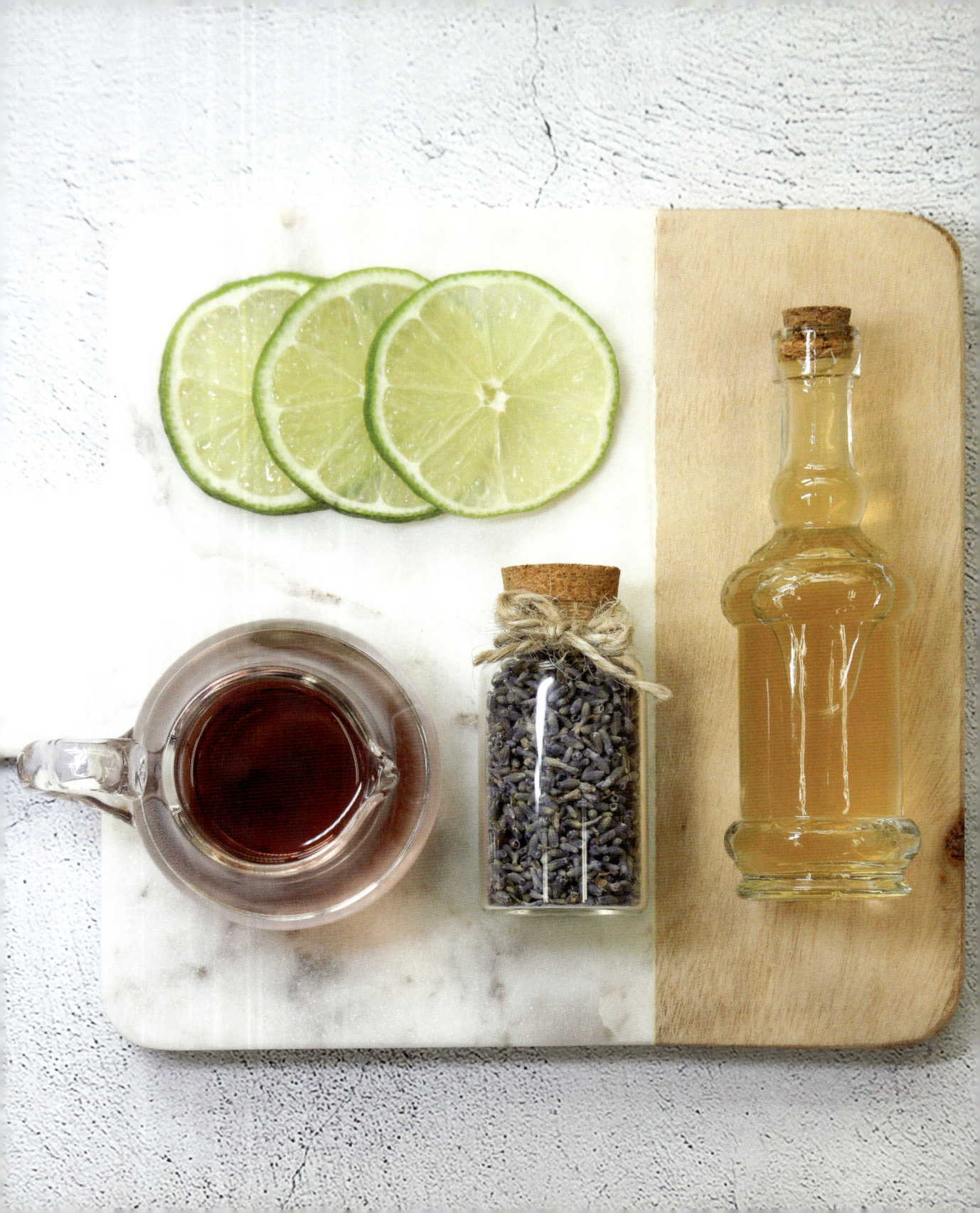

Leodrant
레오드란트

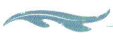

Phyto Resource

초여름 진한 보랏빛 자태와 매력적인 향을 뿜내는 허브가 있다. 바로 허브의 여왕으로 불리는 라벤더(Lavender)이다. 라벤더는 약 2500여 년 이상 인류의 사랑을 한 몸에 받아온 중요한 식물자원이다. 씻다(Lavare)라는 라틴어 어원에서 유래된 것처럼 지친 몸과 기분 정화에 도움이 된다. 항균, 진정작용, 신경안정에도 효과적으로 사용할 수 있어 그 활용 가치가 높은 식물이다. 여름철 뜨거운 햇살에 지친 피부를 진정시켜 주며, 열대야로 잠 못 이루는 밤에 도움이 될 수 있어 라벤더의 가치를 활용해 보고자 한다.

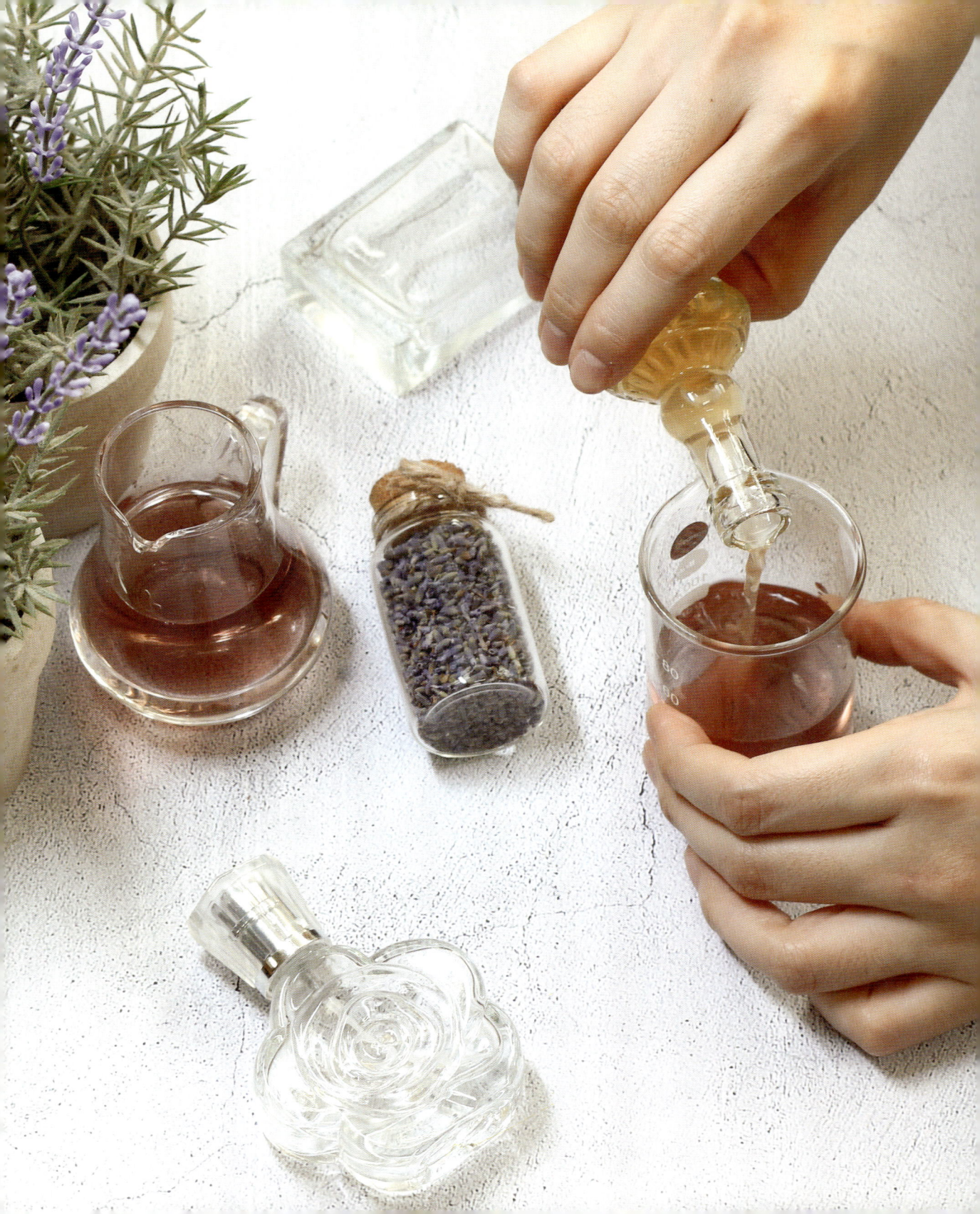

Leodrant
레오드란트

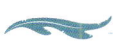

Design Practice

라벤더 1TSP에 끓인 미네랄워터 1Cup을 붓고 15분 이상 우려 인퓨즈 티를 만든다. 라벤더가 우러나는 동안, 천연사과식초(ACV) 2TSP에 라벤더 에센셜 오일 4방울과 라임(Lime) 에센셜 오일 2방울을 각각 계량하여 함께 섞어준다. 준비한 라벤더 인퓨즈 티와 에센셜 오일을 블랜딩한 ACV를 약 7:3의 비율로 혼합하여 스프레이 용기에 담아 냉장고에 1시간 정도 보관 후 사용한다.

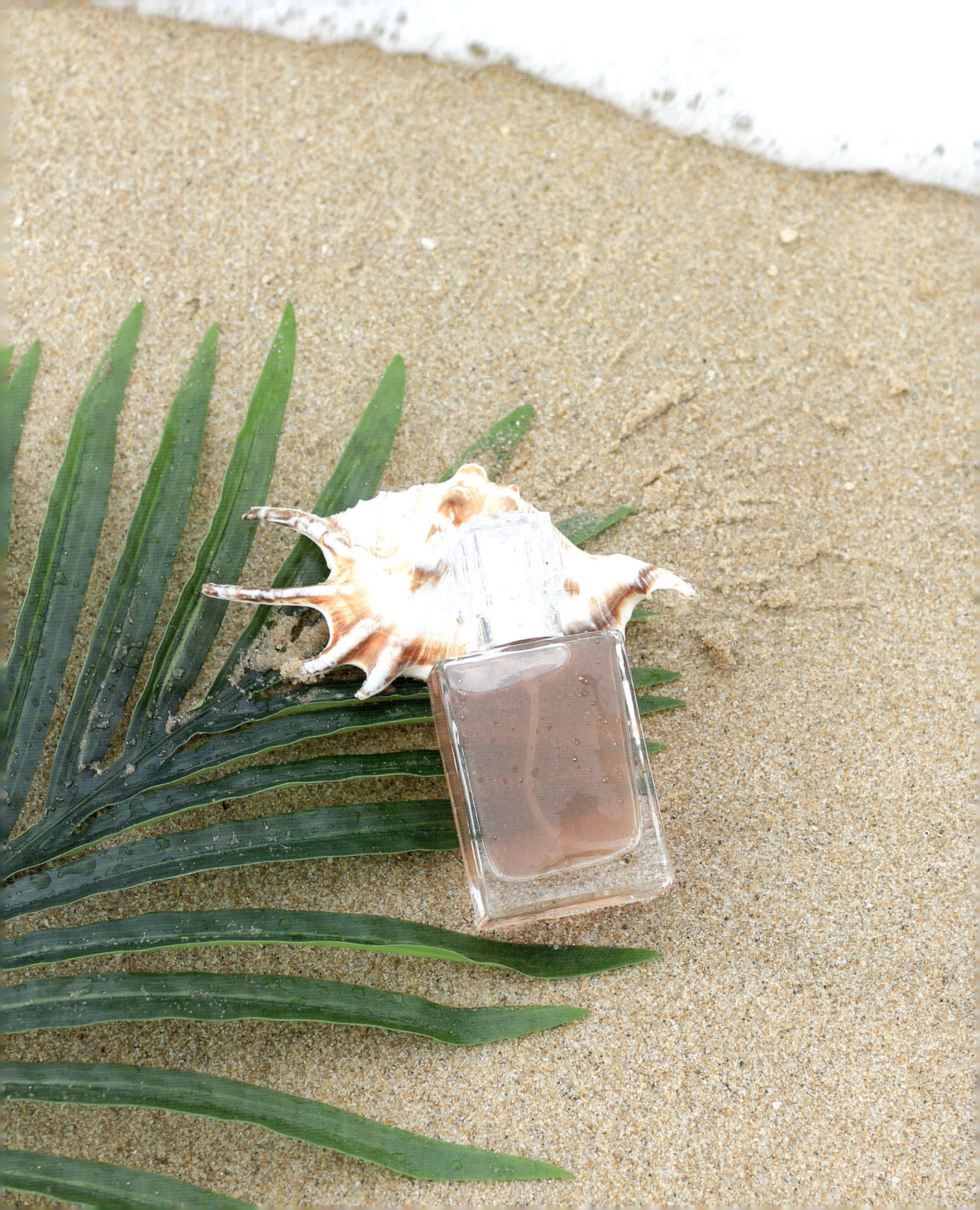

Leodrant
레오드란트

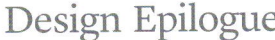

Design Epilogue

흐르는 땀으로 끈적이는 피부와 불쾌한 냄새가 걱정될 때 레오드란트를 살짝 뿌려주자. 천연사과식초의 항균작용으로 여름철 위생을 지킬 수 있으며, 불쾌했던 체취를 제거하고 라임의 상큼한 향기까지 더해져 기분도 상쾌해진다. 별도의 유화제가 첨가되지 않는 제품이기 때문에, 사용하기 전에는 꼭 흔들어주자. 민감한 얼굴을 제외하고 다른 피부에 모두 안전하게 사용할 수 있다.

Menthocider
멘토사이다

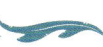

Design Purpose

여름철에 허벌리스트의 아뜰리에를 방문하는 고객들이 즐겨 찾는 제품이 있다. 무더위와 갈증을 시원하게 해소시키며, 필요한 에너지를 보충해줄 건강음료가 그것이다. 기업체에서 요청하는 제품디자인 목록에서 빠지지 않는 여름철 메뉴이기도 하다. 이러한 고객의 요구에 적합한 건강음료를 디자인하기 위해 추가적으로 생각해 봐야 하는 것이 있다. 바로 천연의 청량감과 풍미를 담아내면서 여름철 약해질 수 있는 소화에도 도움이 되는 기능성 부분이다. 이번 제품디자인에는 싱그러움을 더해줄 페퍼민트(Peppermint)와 그레이프푸룻(Grapefruit)의 가치를 최대한 활용해 보았다.

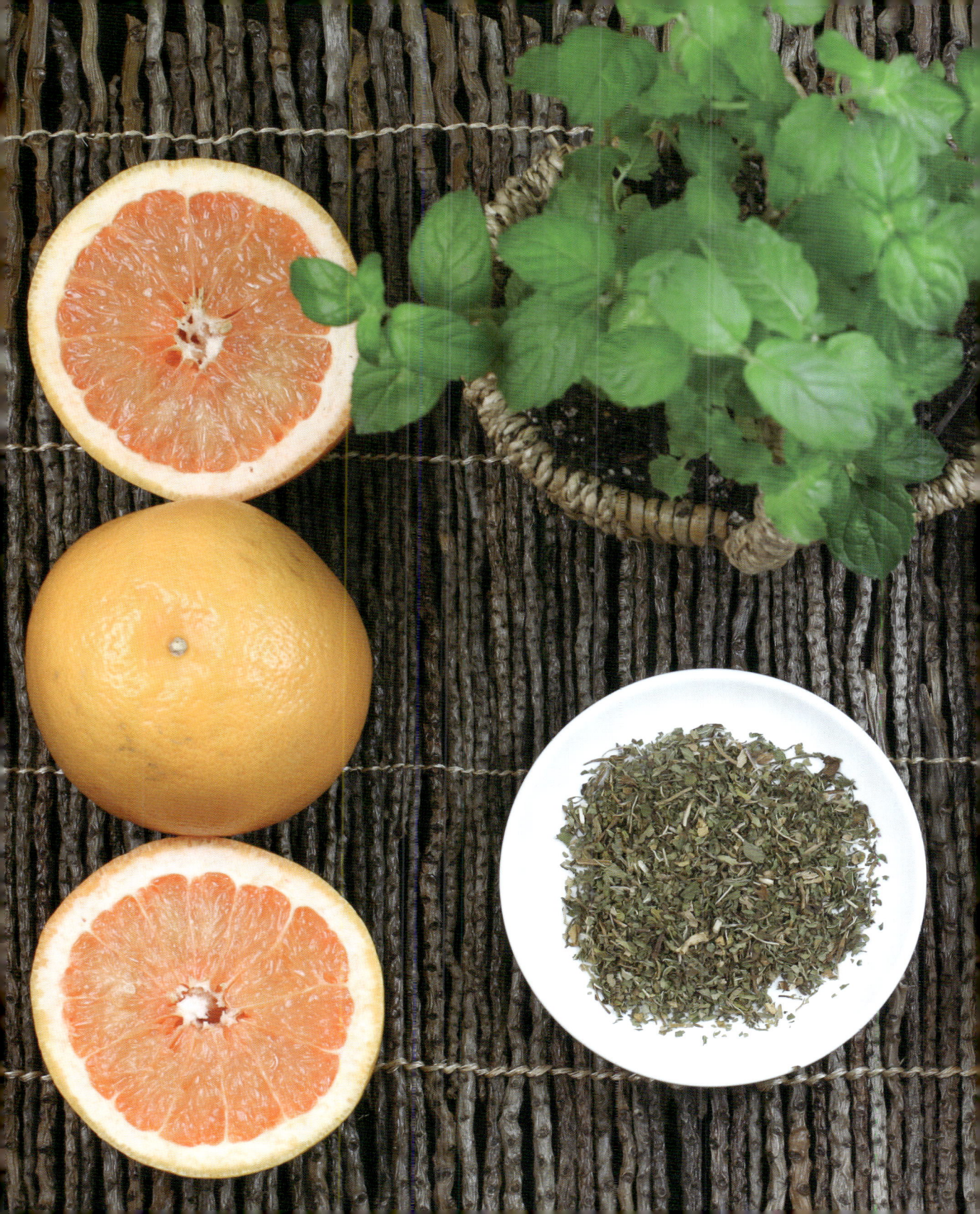

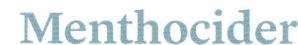

Menthocider
멘토사이다

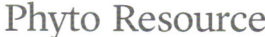

Phyto Resource

누구나 한 번쯤은 들어 보았을 허브로 여름철에 친근한 페퍼민트는 상쾌하고 청량한 향기를 지니고 있어 다양한 식자재 원료로 사용된다. 최근에는 디저트 메뉴에도 자주 등장하고 있어 우리에게 익숙한 허브 중 하나이다. 맛과 향뿐만 아니라, 함유된 유효성분은 소화 촉진과 장내 가스 제거에도 도움이 될 수 있다. 특히 차가운 음료나 밀가루, 면류 등의 음식들을 많이 찾게 되는 여름철이면 페퍼민트 티 한 잔은 천연 소화제의 역할도 해주니 그 활용 가치가 높다. 페퍼민트의 청량감과 천연발효가 만들어내는 시원한 느낌을 담아 디자인한다면 샴페인의 멋을 살리고 건강에도 도움이 될 것이다.

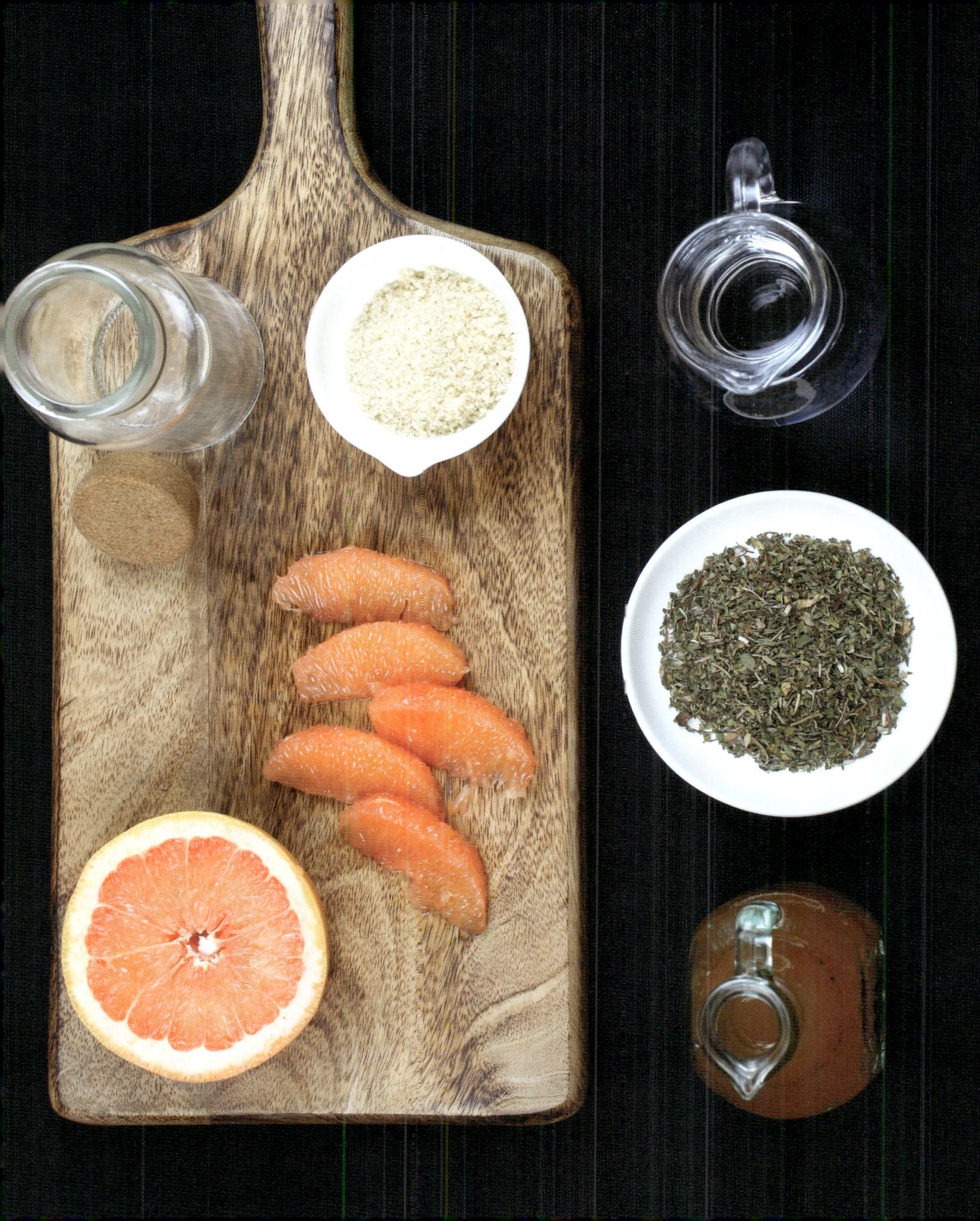

Menthocider
멘토사이다

Design Practice

잘 익은 그레이프프룻 1/2개의 껍질을 벗겨 과육을 분리한다. 소독한 유리병에 미네랄워터 1Cup을 담고, 페퍼민트 2TSP과 그레이프프룻을 넣어 혼합하여 준다. 천연사과식초 1/2TSP과 유기농 설탕 또는 꿀 1TBSP을 추가한 뒤 잘 흔들어 섞어준다. 일주일 정도 상온에서 숙성과정을 거쳐 내용물을 거른 후 냉장고에 보관한다. 시원한 미네랄워터와 함께 희석하여 마시면 여름철 건강음료 멘토사이다를 맛볼 수 있다.

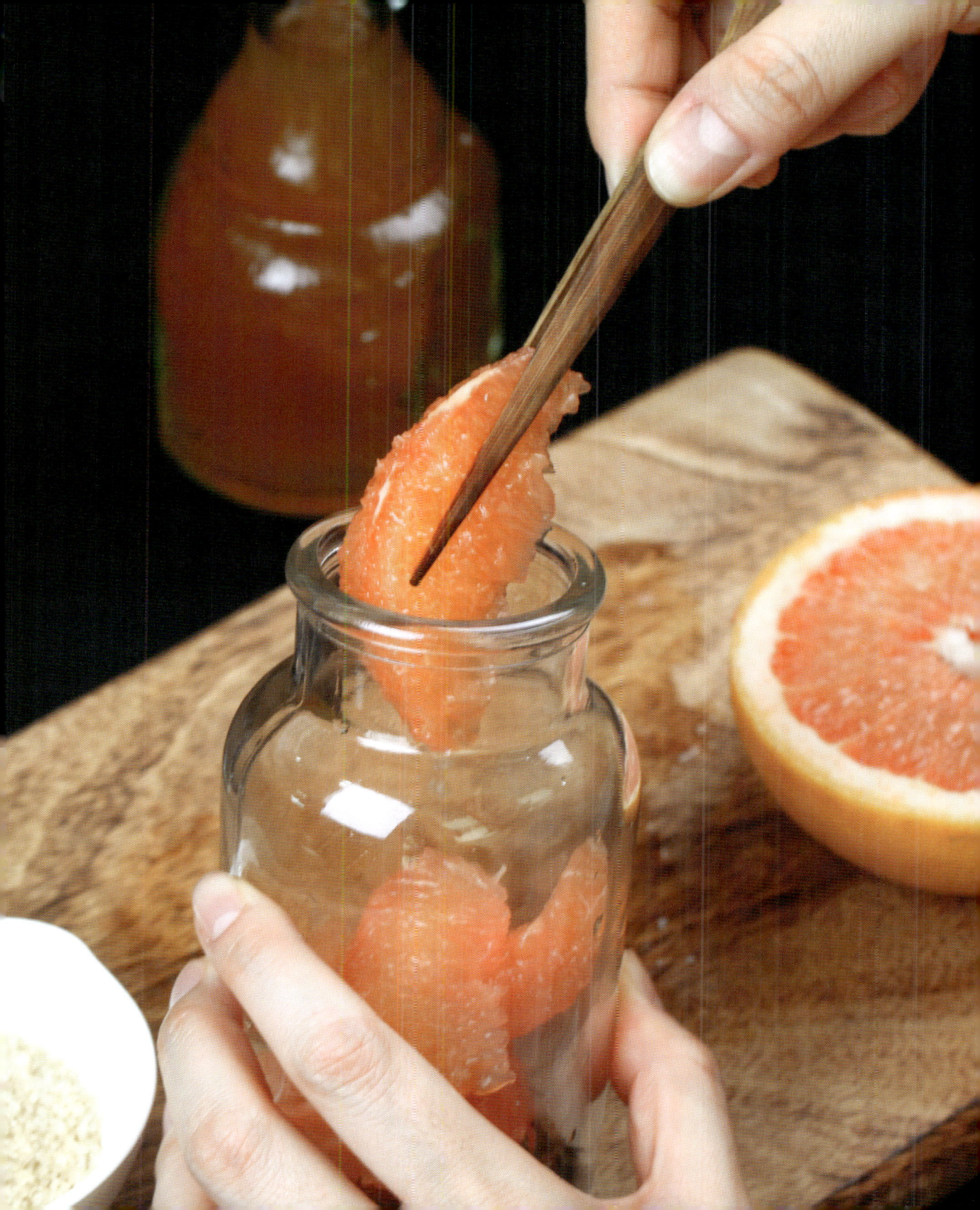

Menthocider
멘토사이다

Design Epilogue

멘토사이다는 천연 샴페인과 같이 다양하게 활용해 볼 수 있으며, 디저트에도 사용할 수 있다. 그레이프프룻의 달콤 쌉싸름한 맛에 페퍼민트의 상쾌한 향까지 어우러져 어른, 아이 상관없이 온 가족이 즐기기에 제격이다. 식후에 마시는 멘토사이다 한 잔은 소화에 도움을 줄 수 있을 뿐 아니라, 기호에 맞게 희석시켜서 즐길 수 있는 여름철 건강음료이다.

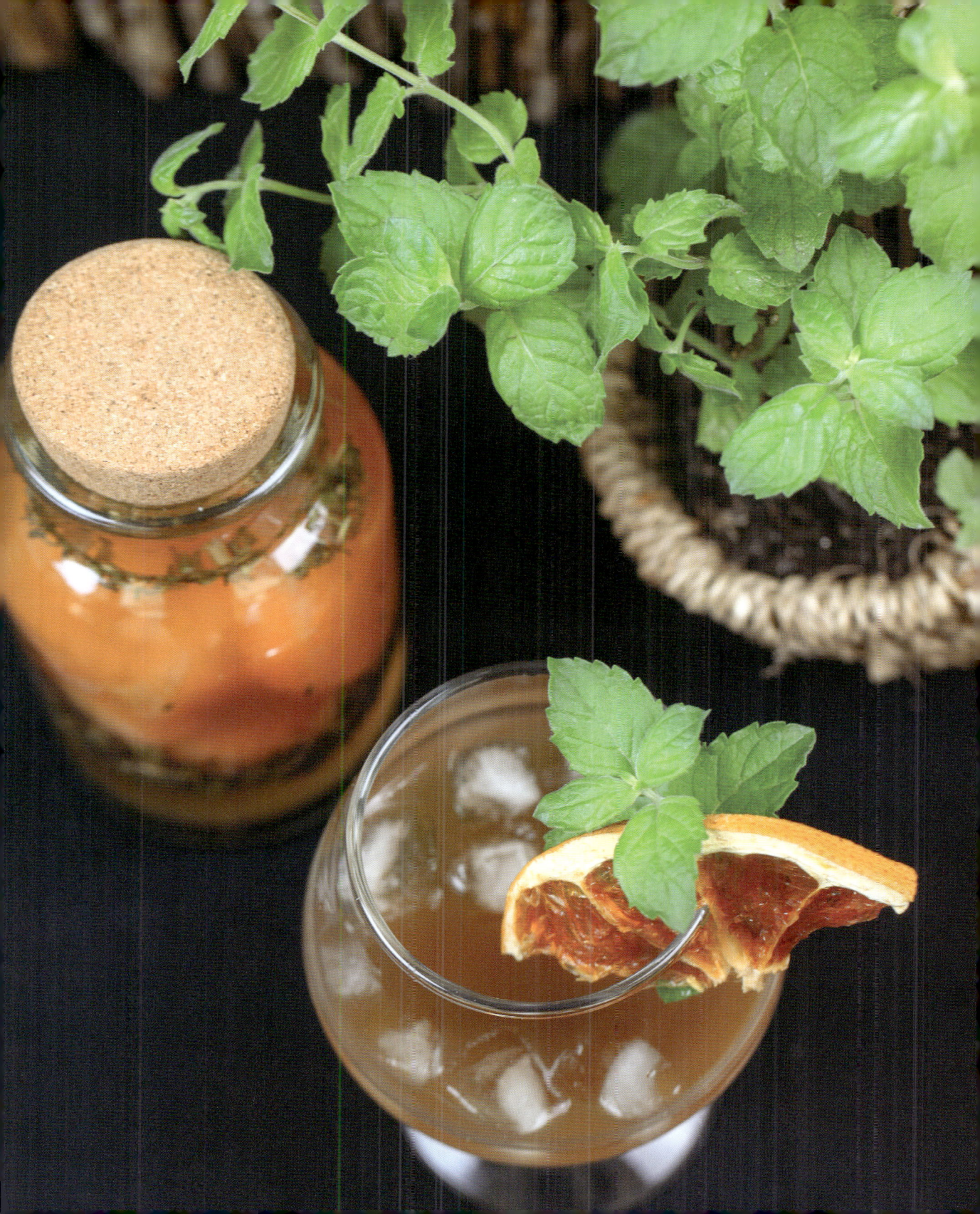

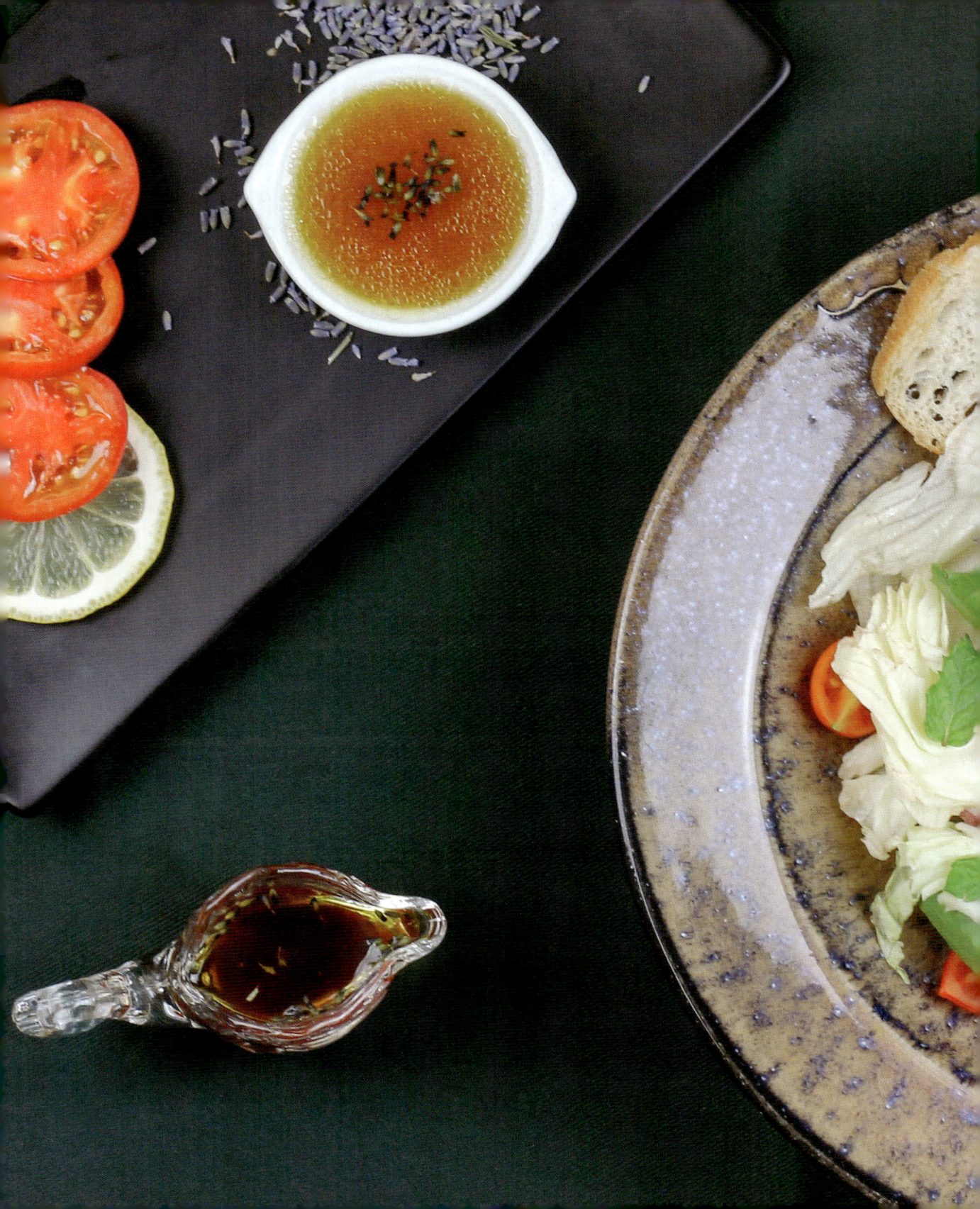

L-Vine Dressing
엘바인 드레싱

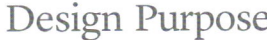

Design Purpose

영양이 풍부한 음식은 건강한 에너지를 생성하고, 신선한 재료들은 숲 속에 가지 않아도 자연을 느낄 수 있게 해준다. 여유 없이 치열하게 살아가고 있는 현대인을 위해 자연의 풍미가 가득 담긴 제품을 디자인해 보았다. 한여름의 강렬한 태양 에너지를 머금은 다양한 허브와 채소들을 활용하여 자연이 주는 초록의 에너지를 식탁에 초대하고 싶어 엘바인 드레싱을 디자인해 보았다.

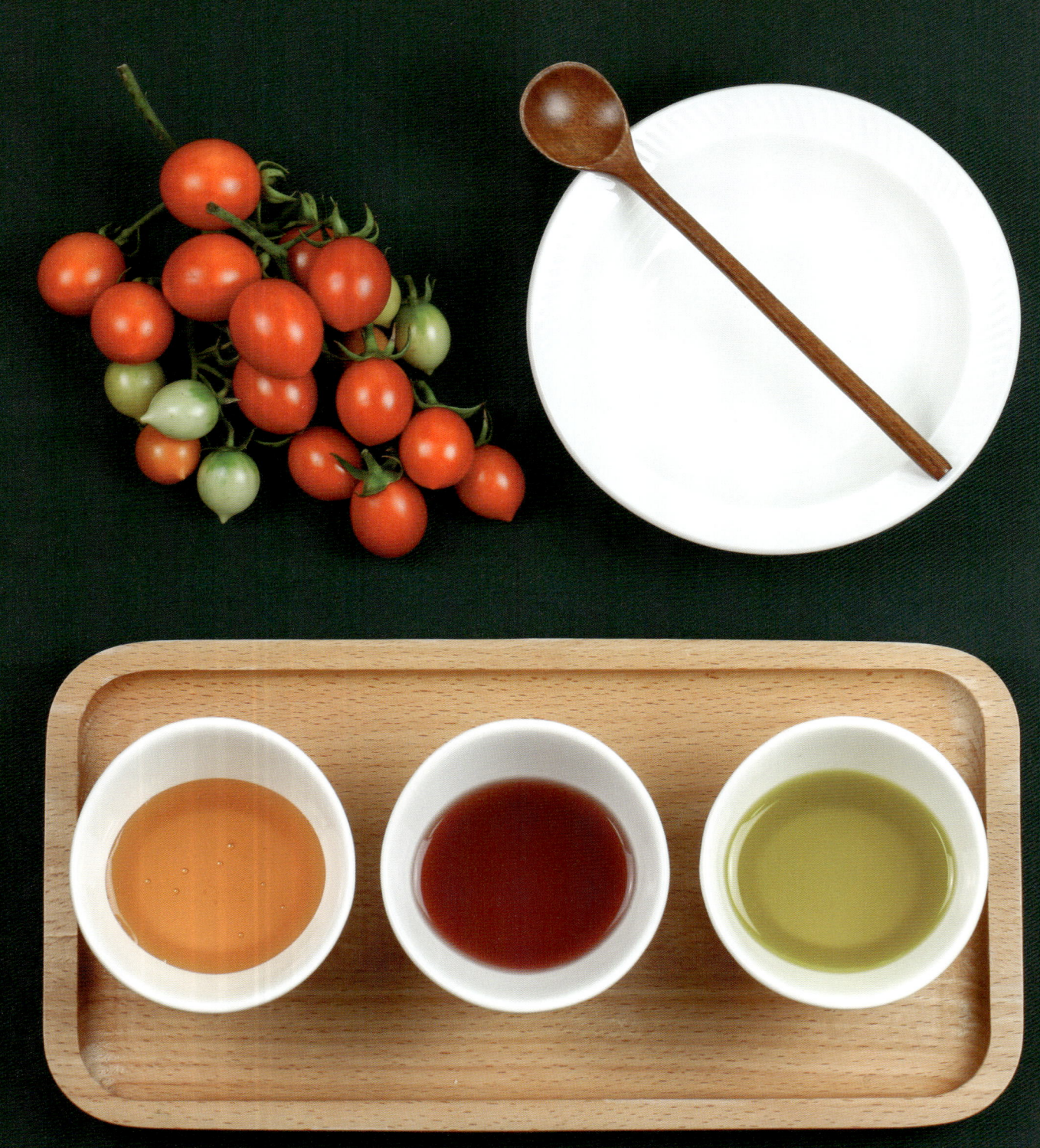

L-Vine Dressing
엘바인 드레싱

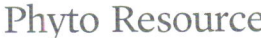

Phyto Resource

라벤더 정원을 거닐다 보면 꽃향기에 흠뻑 취한 꿀벌들을 만난다. 반가운 날갯짓으로 낯선 이들을 맞이하는 꿀벌의 모습에서 라벤더의 숨겨진 가치를 느낄 수 있다. 허벌리스트에게는 라벤더의 매혹적인 향과 쌉싸름한 맛, 그리고 강렬한 보라빛 하나하나가 작품을 디자인하기 위해 필요한 소재가 된다. 라벤더는 파이토케미컬로 불리는 식물성 유효성분이 풍부하여 긴장감 속에 살아가는 현대인들의 숙면에 도움이 된다. 라벤더는 그 폭넓은 활용 가치로 허브의 여왕이라 불린다.

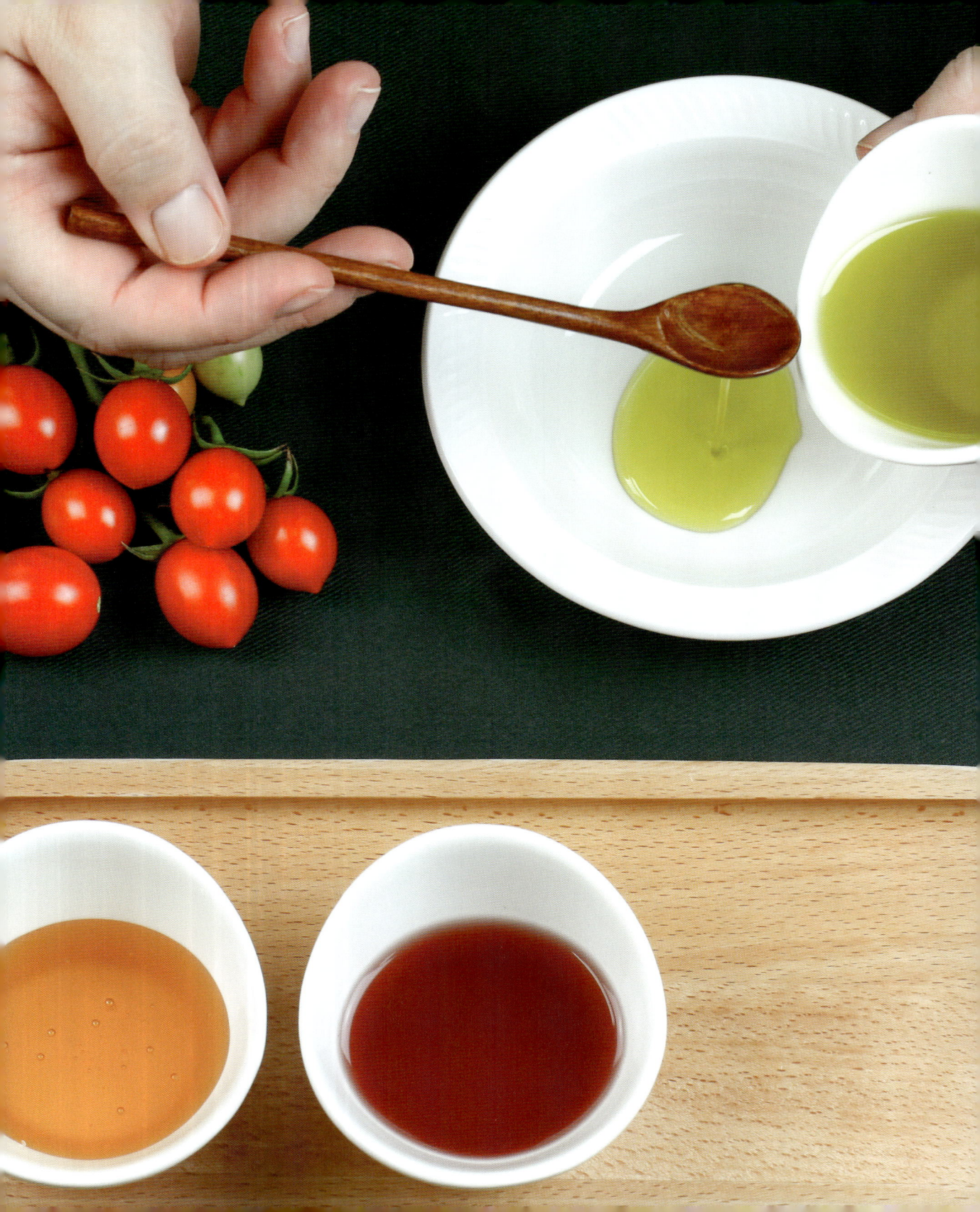

L-Vine Dressing
엘바인 드레싱

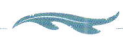

Design Practice

천연사과식초 2Cup과 건조된 라벤더 2TBSP을 준비한다. 깨끗이 소독한 유리병에 혼합하여 담아주고 약 3-4주 정도 숙성과정을 거쳐 라벤더식초를 만든다. 완성된 라벤더식초 1TBSP, 꿀 1/2TBSP을 올리브 오일 2TBSP과 잘 섞어 드레싱을 준비한다. 기호에 다라 소량의 레몬즙이나 라벤더 플라워를 추가하여 풍미를 더 해 줄 수 있다. 건강하고 매력 넘치는 엘바인 드레싱이 완성된다.

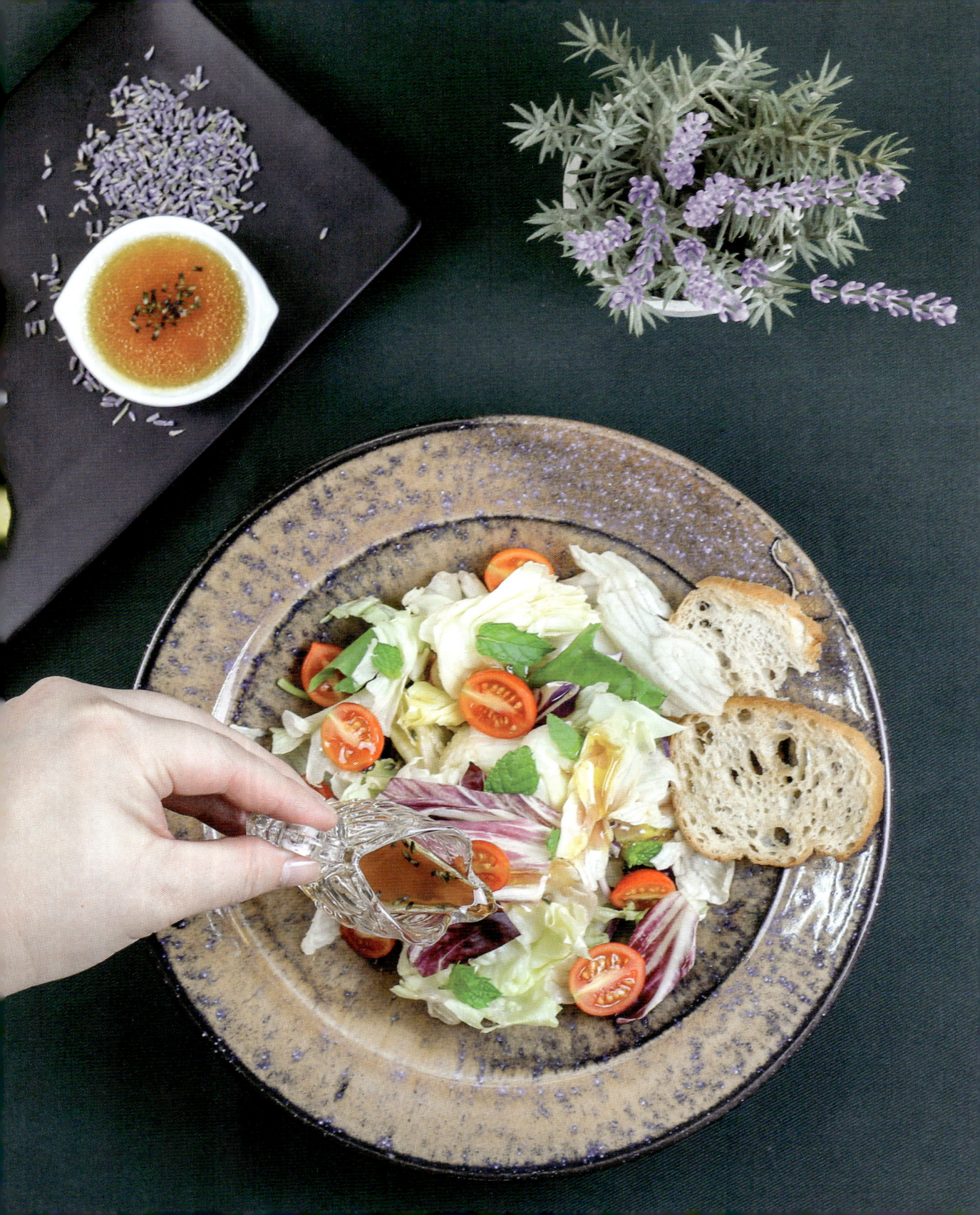

L-Vine Dressing
엘바인 드레싱

Design Epilogue

길어진 여름 저녁, 잃어버린 입맛을 찾을 엘바인 드레싱을 사용해 보자. 드레싱의 은은한 향기와 천연사과식초의 새콤달콤함은 미각을 일깨우며 평안한 하루를 마무리하는데 도움이 될 것이다. 열대야에 도움을 주는 바나나, 체리와 같은 과일과 야채를 함께 곁들여 먹는다면 숙면에 도움을 줄 수 있다. 간편하게 라벤더식초에 꿀을 섞어 아이스 티를 만들어 보자. 잔잔한 멜로디와 함께 하는 티 타임은 한여름 밤의 여유를 가져다줄 것이다.

Aloha Sanitizer
알로하 세니타이저

Design Purpose

열대기후의 섬나라와 같이 높아진 기온과 후덥지근한 습도가 장기간 계속되면 건강관리에도 주의가 필요하다. 체온을 넘나드는 무더위 속에서 자칫 면역력을 잃기 쉬우며, 주변 환경은 곰팡이나 유해 세균과 같은 미생물로부터 위협을 받게 된다. 그 어느 때 보다 개인 위생과 식단에 주의가 필요한 시간이다. 허벌리스트가 여름철 개인 위생에 도움이 될 제품을 디자인한다면 유칼립투스(Eucalyptus)를 빼놓을 수 없을 것이다. 이를 활용한 항균성 생활건강제품 알로하 세니타이저를 디자인해 보았다.

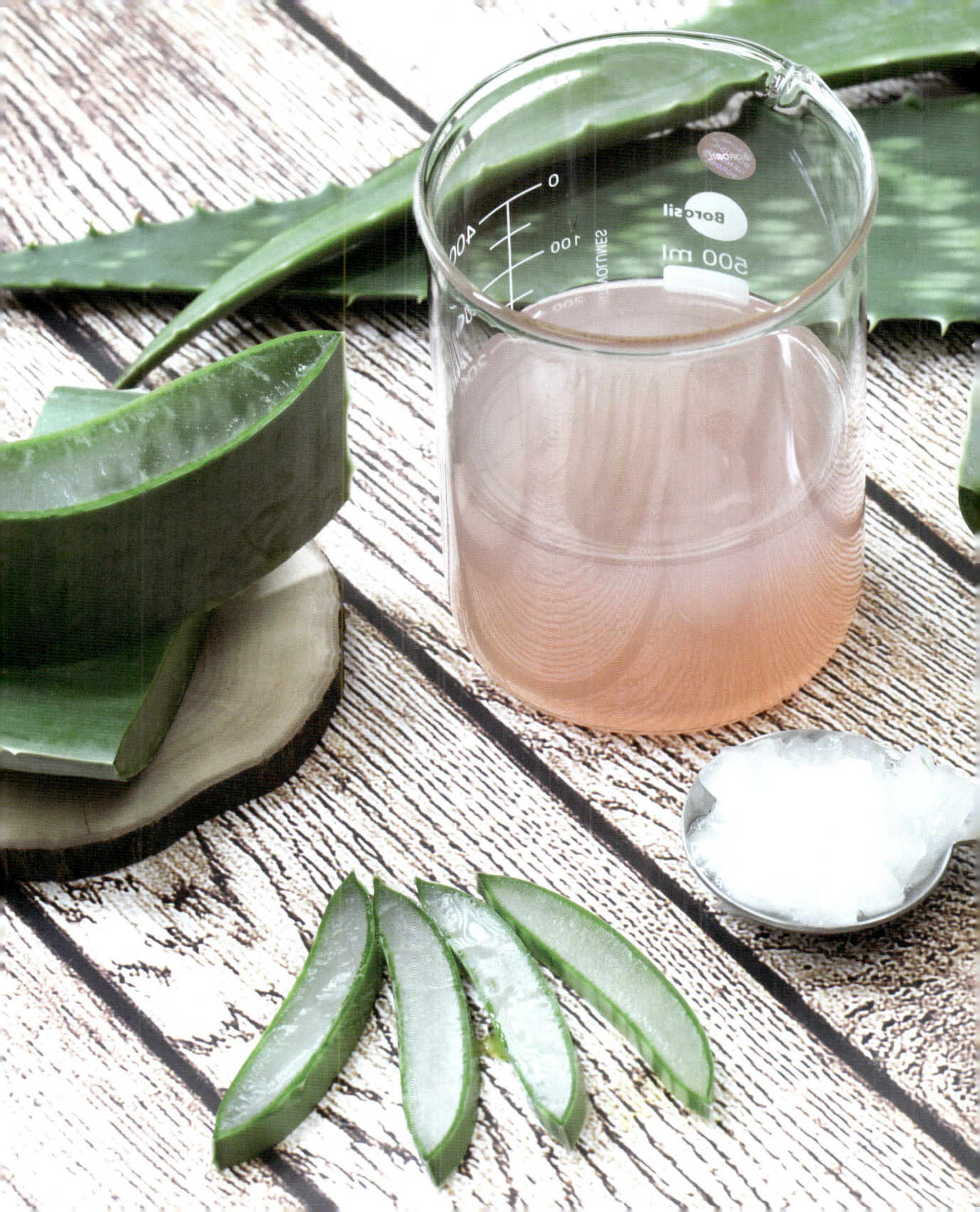

Aloha Sanitizer
알로하 세니타이저

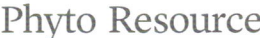

Phyto Resource

예로부터 호주 원주민들 사이에서 만병통치약으로 불리던 나무가 있다. 바로 유칼립투스(Eucalyptus)이다. 유칼립투스의 이름은 그리스어의 'Eu(아름답다)'와 'Calyptos(덮여 있다)'의 의미를 담은 꽃의 모양에서 유래되었다. 이름처럼 아름답고 매력적인 유칼립투스는 가늘고 긴 잎 모양을 지니고 있으며, 잎에는 활용가치가 높은 파이토케미컬들이 함유되어 있다. 특히 항균작용이 뛰어나 다양한 제품에 사용되고 있다. 역사적으로 1차 세계대전 중 유행성 질병을 억제하기 위해 사용된 기록이 있으며, 항균성과 항충성도 있어 여름철에 사랑받을 수밖에 없는 식물자원이다.

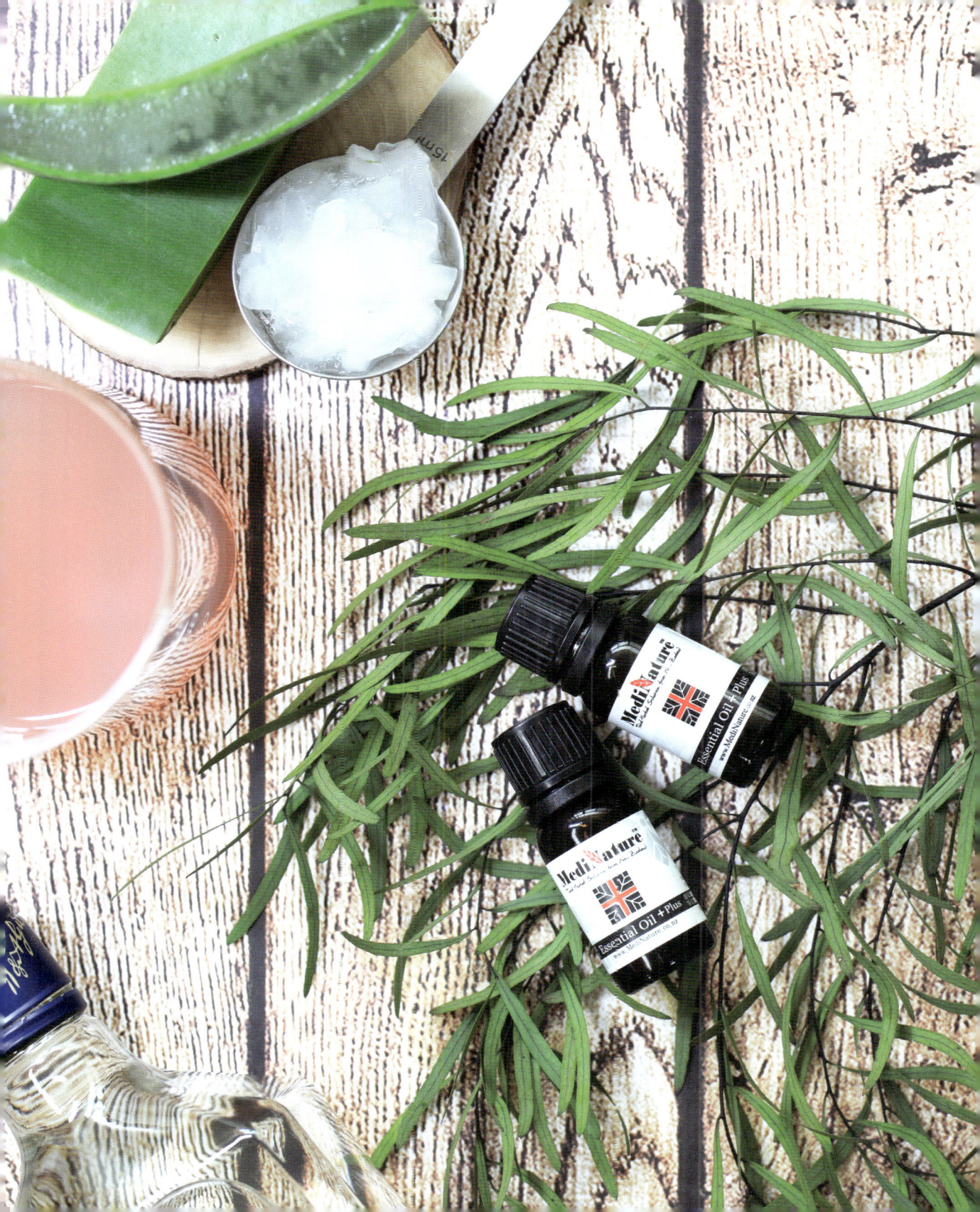

Aloha Sanitizer
알로하 세니타이저

Design Practice

신선한 알로에 베라 잎에서 과육을 분리하고, 믹서기에 곱게 갈아 알로에 베라 젤 20㎖를 준비한다. 그리고 보드카 2TBSP과 유칼립투스 에센셜 오일 10방울을 함께 혼합하여 블랜딩 한다. 준비한 알로에 젤과 보드카 블랜딩을 잘 섞어 휴대하기 좋은 유리병에 넣어준다. 내용물이 잘 섞이도록 사용 전 흔들어준다.

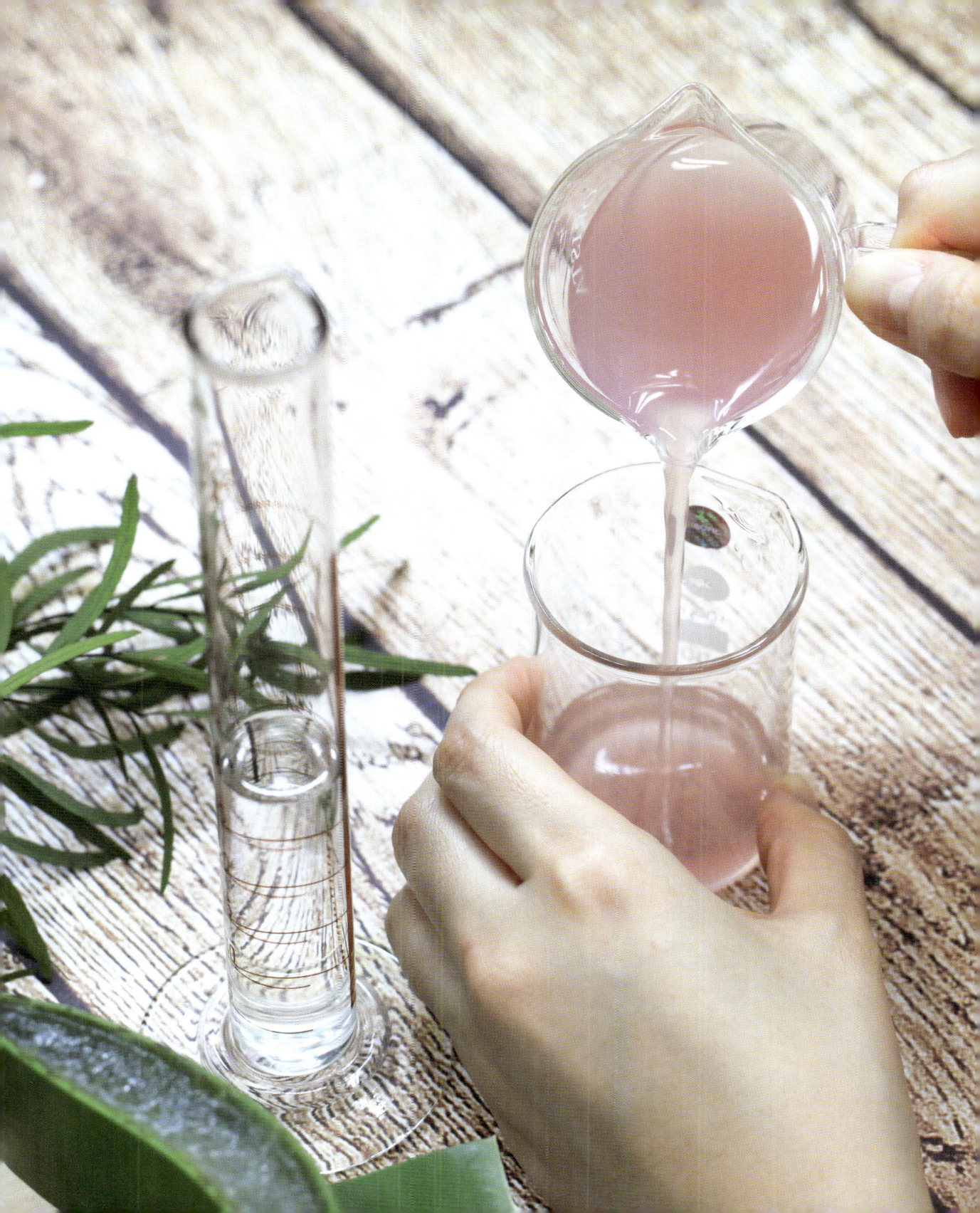

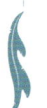

Aloha Sanitizer
알로하 세니타이저

Design Epilogue

여름철 야외활동이나 외출 시에도 간편하게 사용할 수 있다. 특히 캠핑이나 야외활동시 아이들의 개인위생을 챙기기에 안성맞춤이다. 시원한 향기는 더위로 지친 마음까지 새롭게 해준다. 인공적인 성분을 대신한 천연의 항균제, 알로하 세니타이저는 피부 자극을 줄여주며, 남녀노소 부담 없이 사용할 수 있어 여름철 필수 아이템이라 할 수 있다.

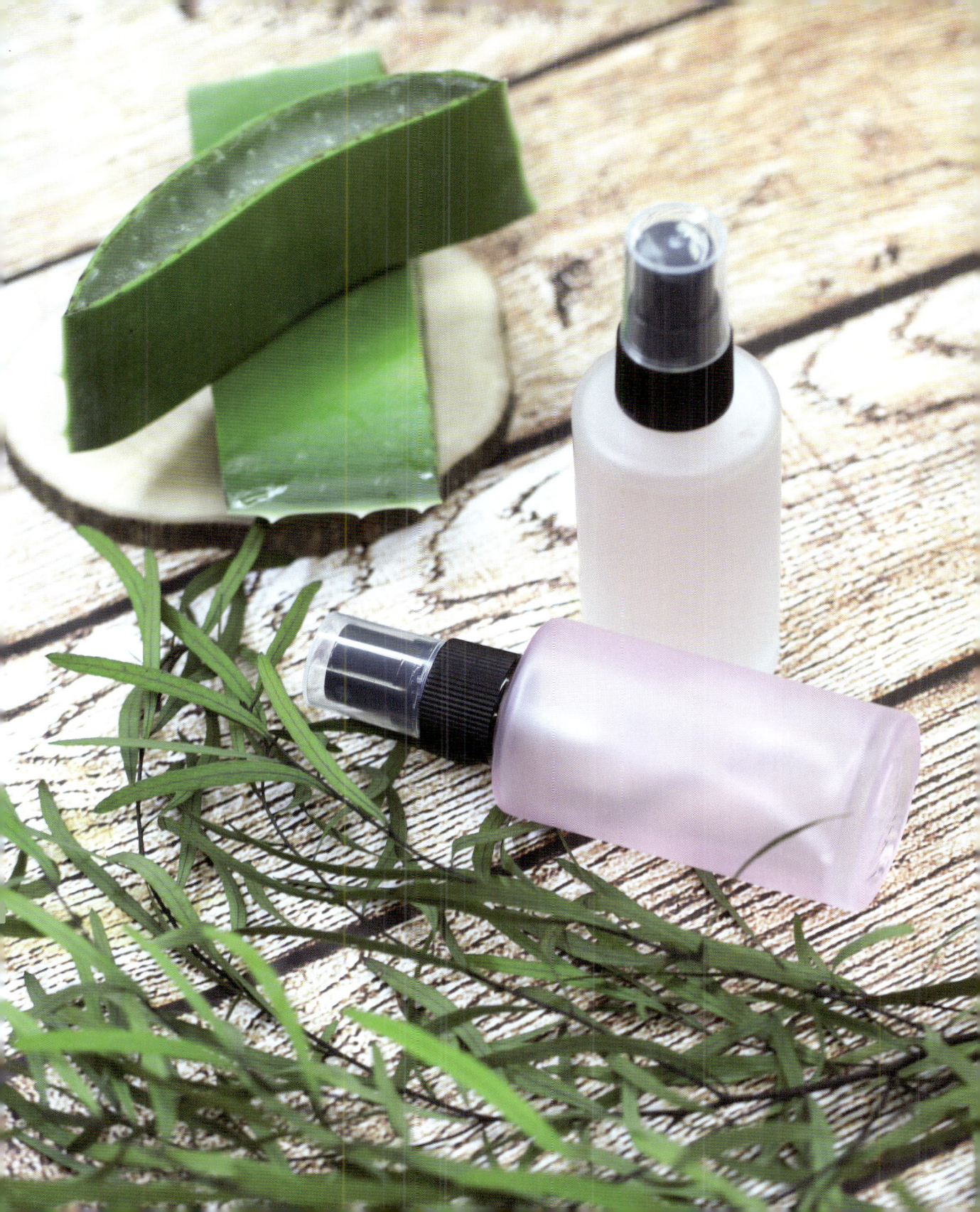

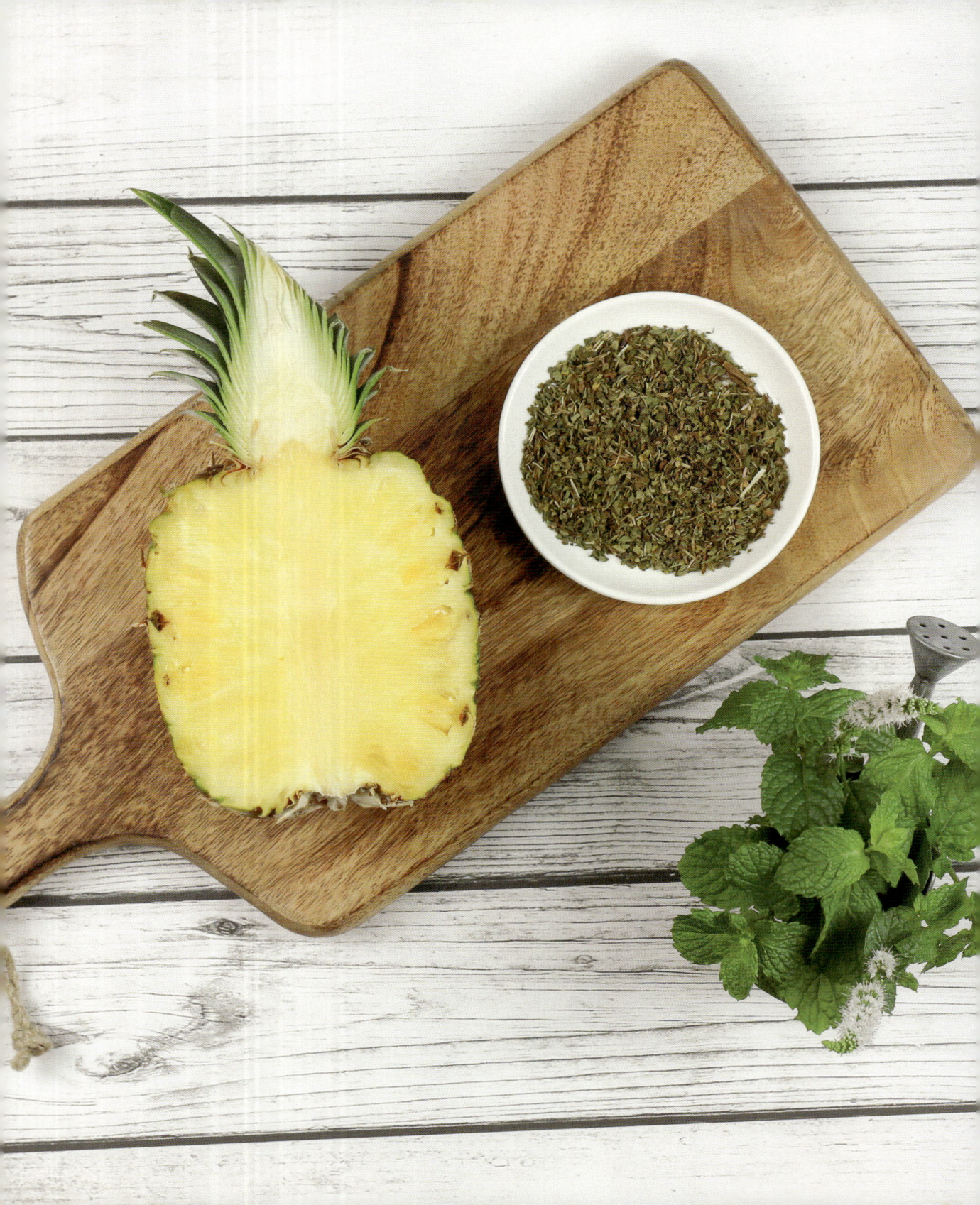

Ice Mintcream
아이스 민트크림

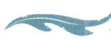

Design Purpose

땀이 비 오듯 흐르는 더운 여름, 식품산업에서 가장 인기있는 제품이 있다. 시원하고 부드러운 아이스크림이다. 아이스크림은 잠시나마 더위를 잊게하는 달콤한 시간을 선물하지만 높은 당 성분 때문에 조금 망설여지는 제품이기도 하다. 사랑하는 아이들에게 안심하고 먹일 수 있는 건강한 아이스크림 제품이 있다면 어떨까? 여름철 더위를 시원하게 날려줄 건강한 디저트를 디자인해 보았다.

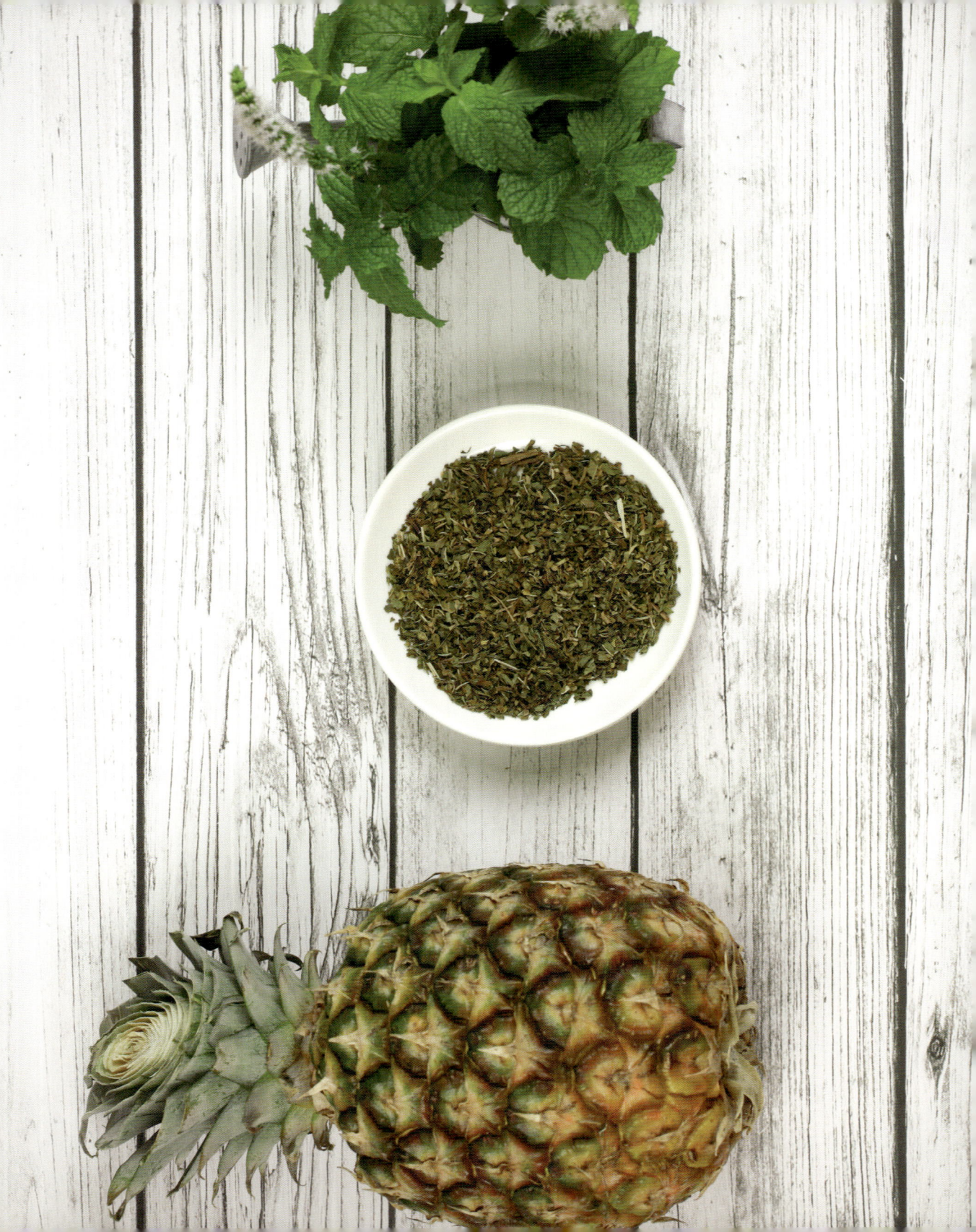

Ice Mintcream
아이스 민트크림

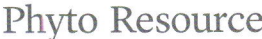

Phyto Resource

페퍼민트는 멘사 파이퍼리타(Mentha piperita)라는 학명을 가지고 있으며, 비타민과 미네랄이 풍부해 건강한 식재료로 인기가 높은 허브이다. 상쾌한 향기는 청량감을 줄 수 있으며, 체열을 조절하는 데에도 도움이 된다. 잎에 풍부한 파이토케미컬 성분들은 소화효소의 분비를 도와 천연소화제로도 사용되고 있다. 함께 사용된 파인애플은 새콤달콤한 맛과 비타민을 보충할 수 있어 여름철 디저트 제품을 디자인하는데 적합한 원료이다.

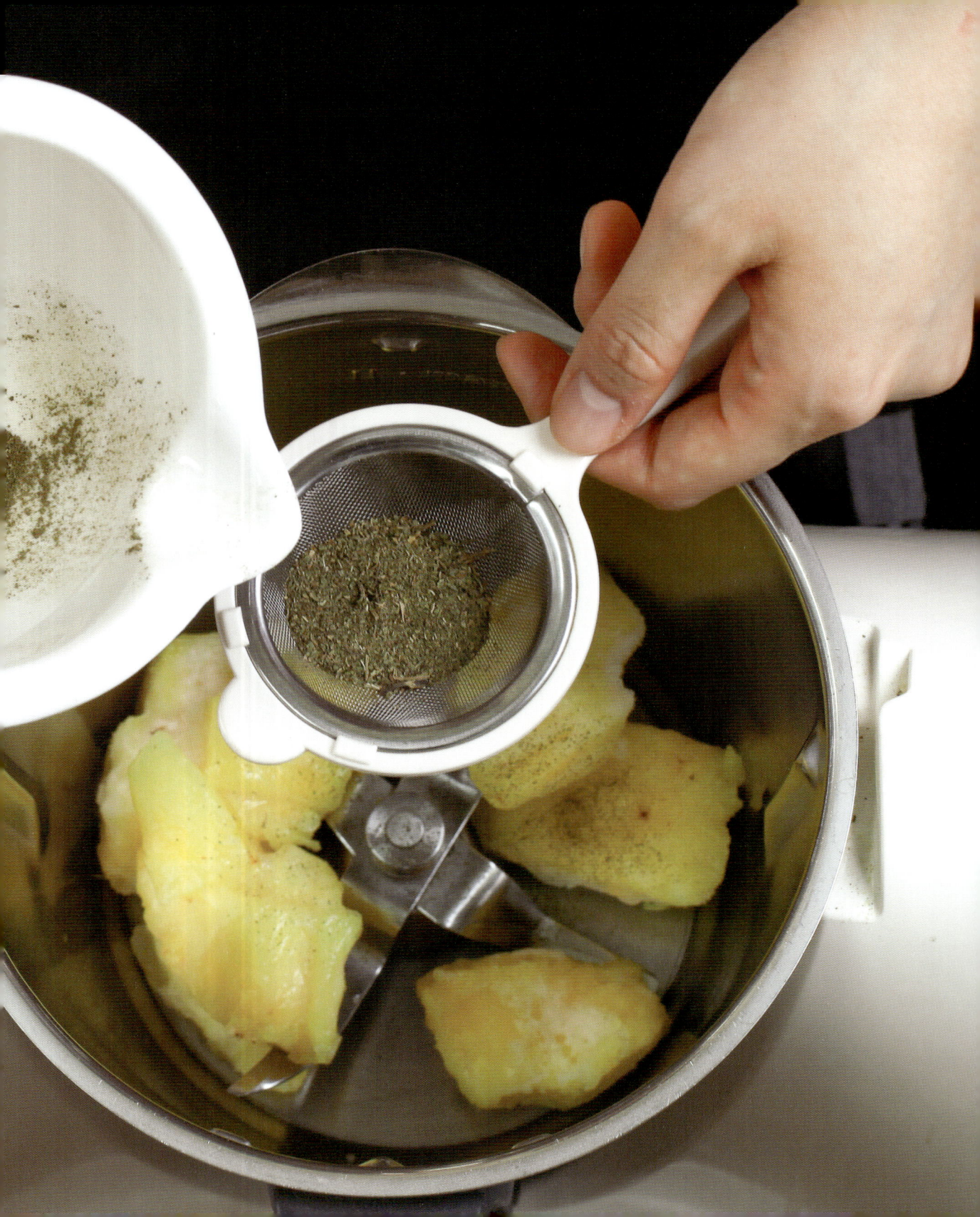

Ice Mintcream
아이스 민트크림

Design Practice

신선한 페퍼민트를 그대로 사용해도 좋지만, 언제든지 편리하게 사용할 수 있는 건조된 페퍼민트를 선택해도 좋을것이다. 민트 류의 허브는 주변에서 쉽게 구할 수 있으나 건강을 생각한다면 유효성분이 충분하고 환경을 고려한 고품질 페퍼민트를 선택하자. 페퍼민트 1~2TSP을 곱게 빻아 준 후 고운 체에 걸러 파우더를 준비한다. 파인애플 300g을 적당한 크기로 썰어 냉동한다. 고속 믹서기에 페퍼민트 파우더와 준비된 파인애플을 함께 넣고 빠르게 갈아준다. 기호에 따라 꿀을 첨가해도 좋으며, 우유나 밀크파우더를 추가해도 좋다. 단 유당불내증이 없는 경우에 추천한다.

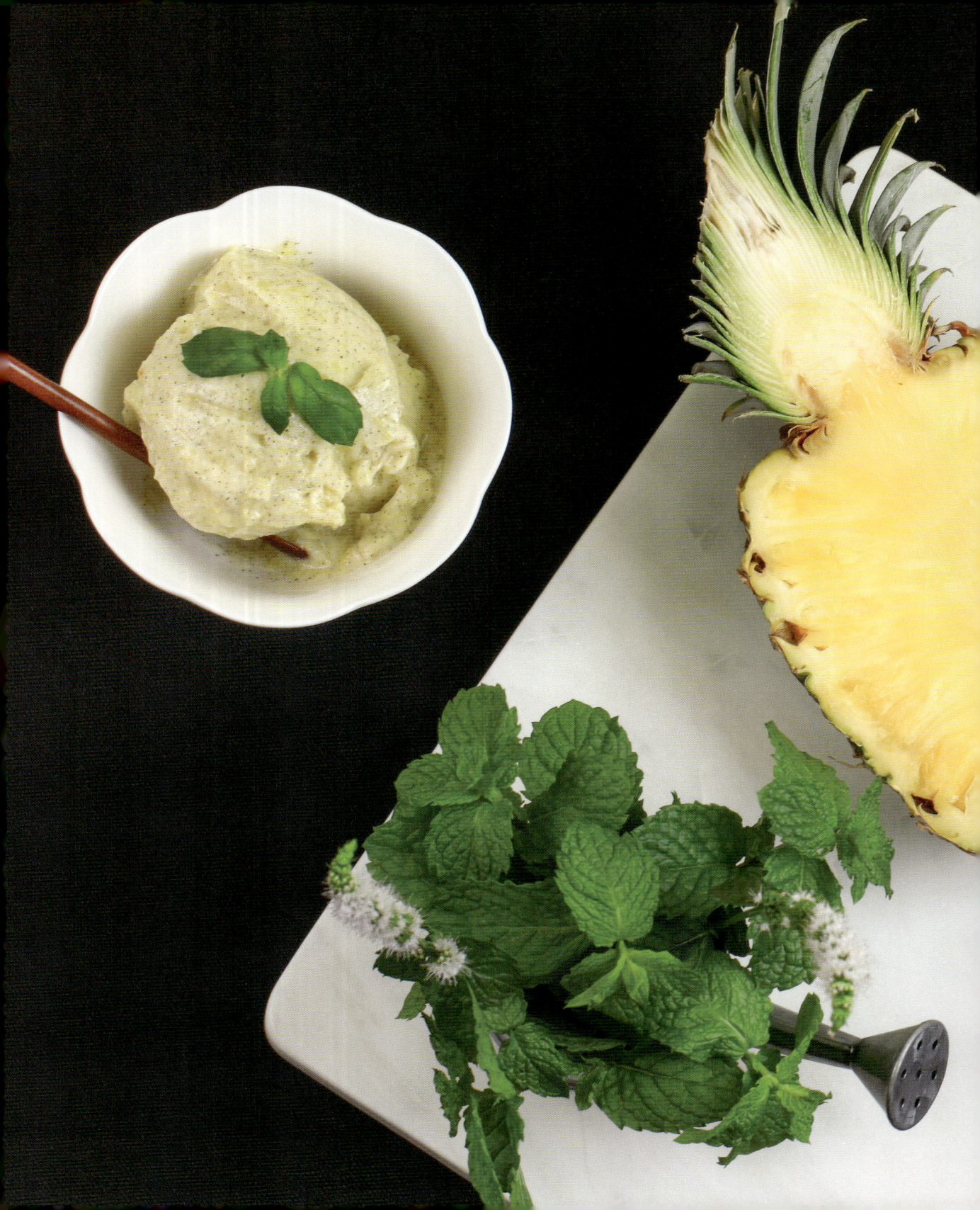

Ice Mintcream
아이스 민트크림

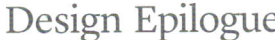

Design Epilogue

시원하고 향긋한 아이스 민트크림으로 잠시 더위를 잊어보자. 쉽게 지치고 무기력해질 수 있는 여름철, 페퍼민트의 향긋함과 파인애플의 달콤함은 우리의 몸과 마음에 균형을 잡아줄 것이다. 사용하고 남은 페퍼민트가 있다면 허브티를 간들어 냉장고에 보관 후, 스프레이 용기에 담아 지친 피부를 위해 뿌려보자. 자신만의 오아시스를 느껴볼 수 있다.

Autumn

Snow White 스노우 화이트
Allium Spread 알리움 스프레드
Love-Cider Vinegar 러브사이더 비네거
Earth-Apple Serum 얼스애플 세럼
Sambuco Syrup 삼부코 시럽

뜨거운 태양 아래 땀 흘렸던 농부의 손에는
형형색색 열매들이 선물되어 찾아오고
힘들었던 그 마음에는 넉넉한 미소가 가득하다.
허벌리스트에게 가을(Autumn)은
흘렸던 땀의 열매들이 결실을 맺는 감사의 시간이다.
수고한 자신을 보듬고 사랑한다 말해보자.

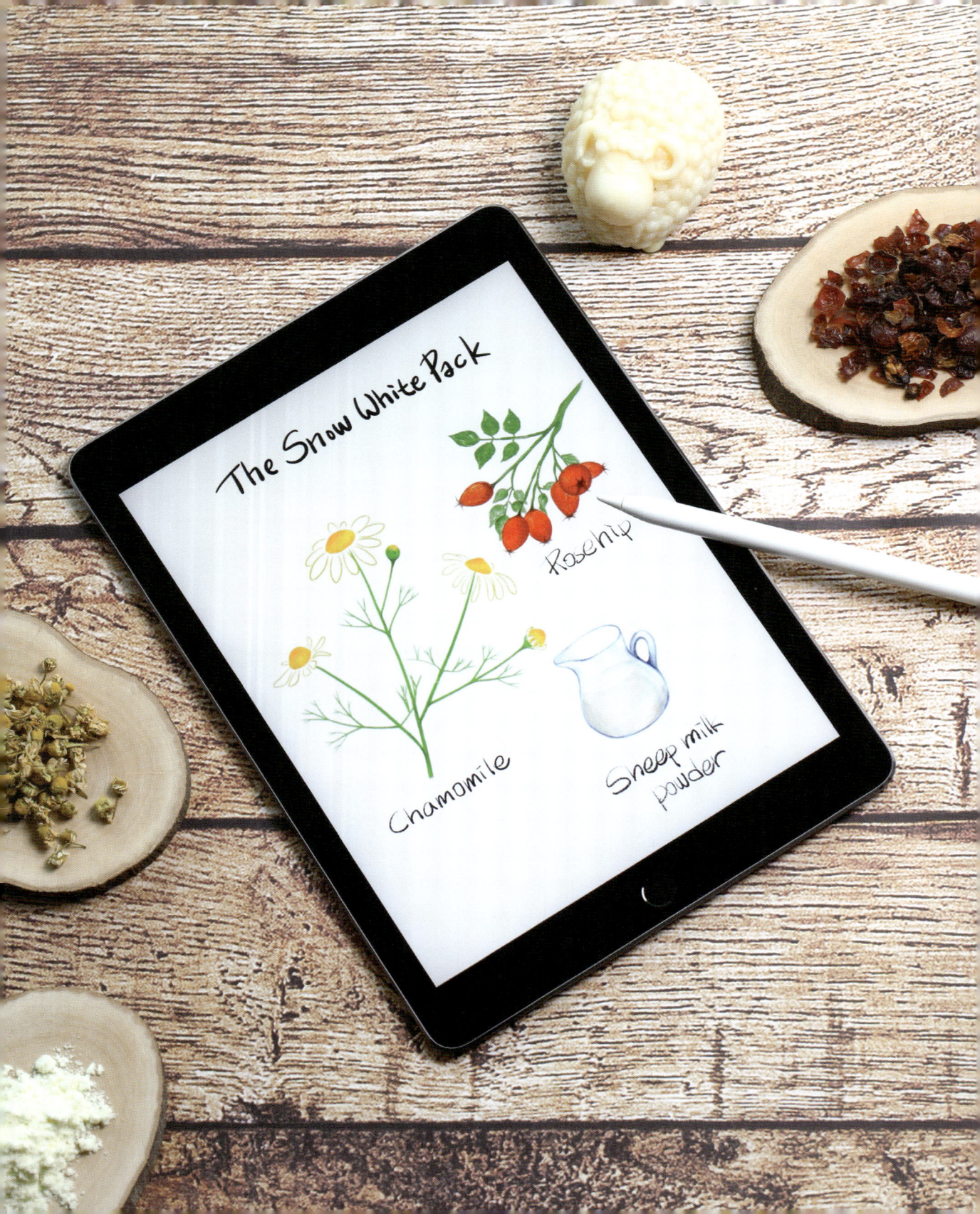

Snow White
스노우 화이트

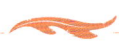

Design Purpose

가을은 피부의 변화가 가장 잘 느껴지는 계절이다. 제품 디자인에 대한 요구는 늘 다양하지만 특히 가을철에는 피부건강 관련 제품의 요구가 많아진다. 환절기 피부관리를 위해 중점을 두어야 하는 것이 있다면 그것은 보습과 영양이다. 차가워진 공기에 피부의 수분을 빼앗기기 쉬워 자칫 탄력이 떨어지고 거칠어질 수 있기 때문이다. 뉴질랜드 국제 허벌티스트들이 오랫동안 공유했던 특별한 비법, 백설공주 포뮬러를 기본으로 페이셜 마스크(Facial Mask)를 디자인해 보았다.

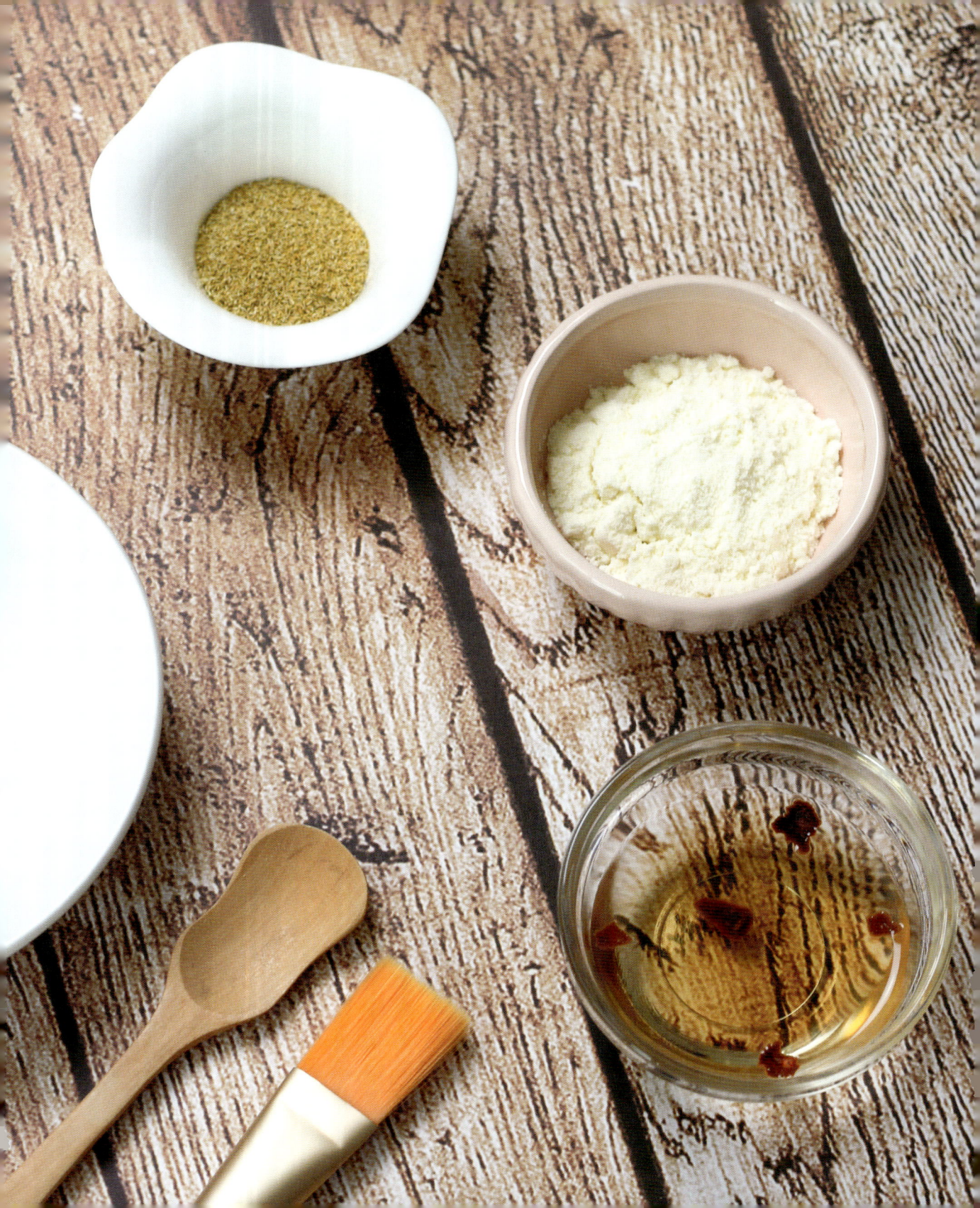

Snow White
스노우 화이트

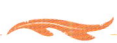

Phyto Resource

백설공주 포뮬러에 사용된 중요한 원료는 캐모마일(Chamomile)이다. 향긋한 사과의 풍미로 다양한 식재료와 건강음료에 사용되는 캐모마일은 소화불량이나 스트레스, 불면증에도 도움이 되어 활용 가치가 높다. 가벼운 피부 트러블이나 진정작용 및 염증완화 등에 도움이 되는 식물성 유효성분(파이트케미컬)을 함유하고 있어 허벌리스트들이 피부 관련 제품을 디자인하는데도 자주 사용하고 있다. 함께 사용되는 뉴질랜드 양유(Sheep Milk)는 차별화된 성분으로 피부의 영양공급에 최고의 선물이 될 것이다.

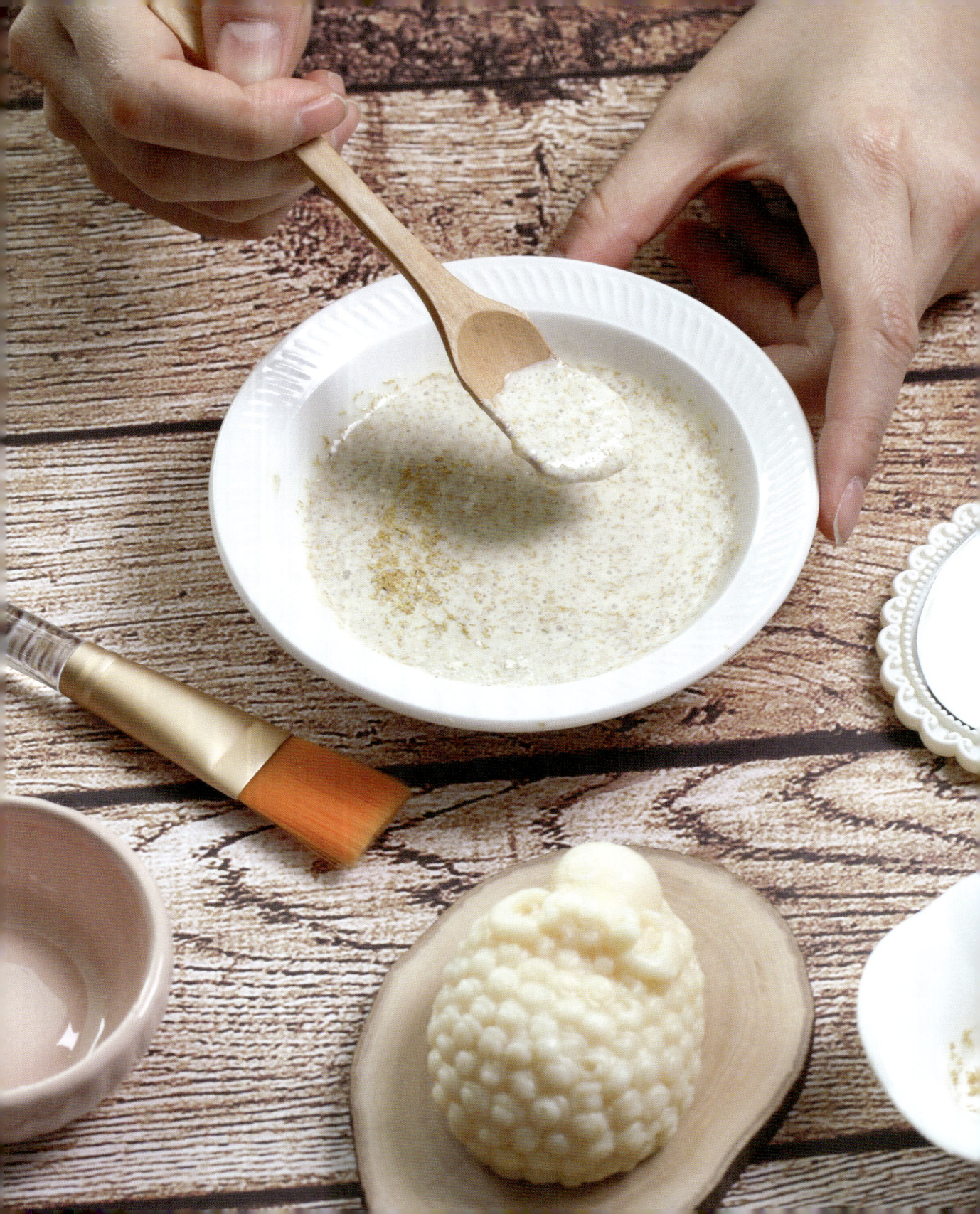

Snow White
스노우 화이트

Design Practice

로즈힙 2TSP에 끓인 미네랄워터 1Cup을 넣어 충분히 우려준다. 캐모마일 드라이 허브 1TSP을 곱게 파우더로 만들고, 양유 파우더 1TBSP도 준비한다. 로즈힙 우린 물 2TSP에 준비한 캐모마일 파우더와 양유 파우더를 함께 넣어 잘 섞어준다. 점도는 양유 파우더로 조절해 준다. 기호에 따라 사용하기 전 10분 정도 냉장 보관하여 시원하게 사용할 수 있다.

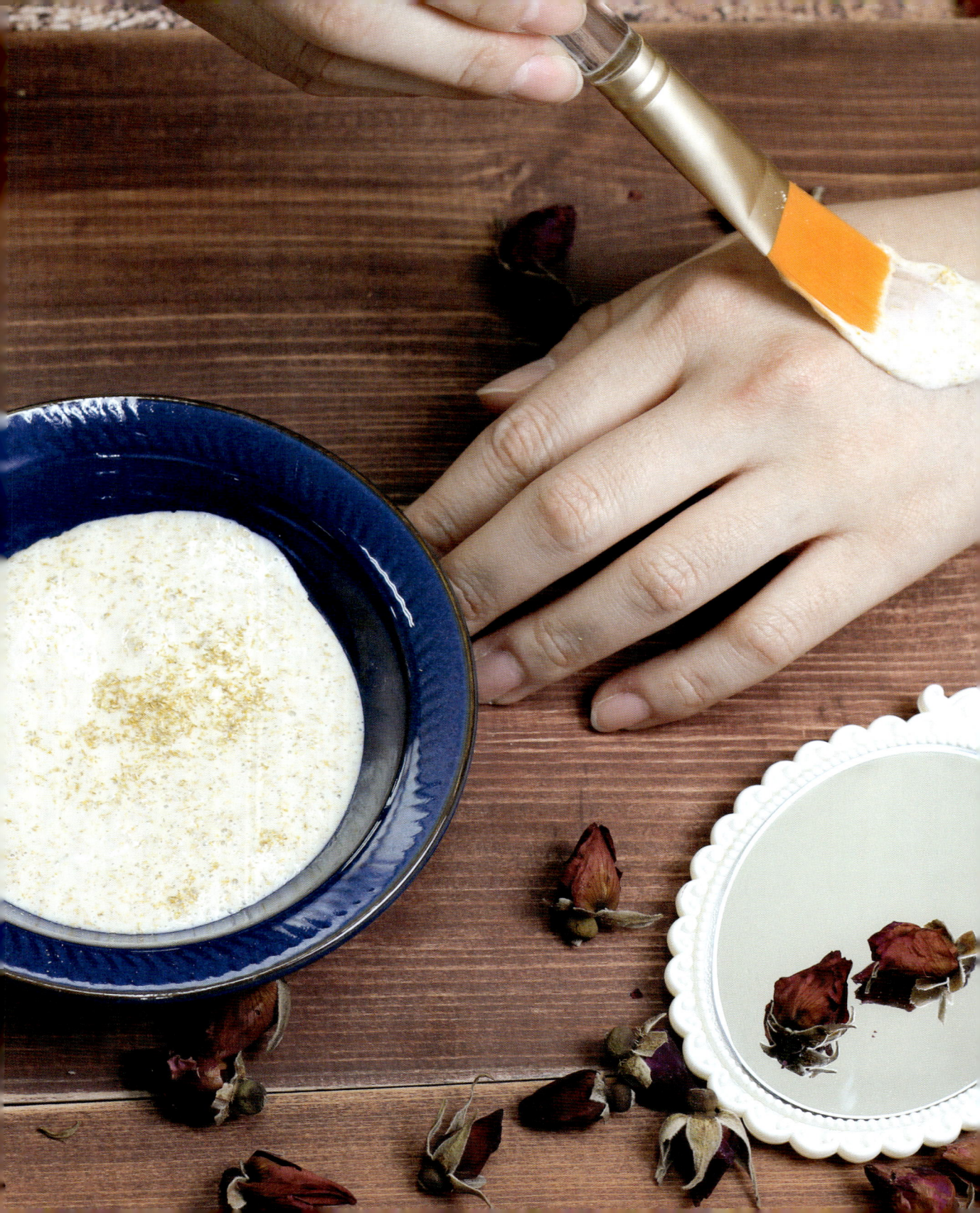

Snow White
스노우 화이트

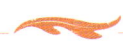

Design Epilogue

긴장된 근육을 이완시키고 가장 편한 자세로 누워 준비된 스노우 화이트를 얼굴에 골고루 펴 바른다. 양유 성분으로 피부 밀착도가 높고 당김도 좋다. 특히 잔주름 개선에 도움이 된다. 약 20분 후 미지근한 물로 세안하고 마무리한다. 정기적으로 주 1회 사용한다면 피부의 변화를 느껴 볼 수 있을 것이다. 환절기 건강한 피부를 위하여 뉴질랜드 허벌리스트의 특별한 비밀, 스노우 화이트를 즐겨보자.

Allium Spread
알리움 스프레드

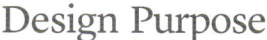

Design Purpose

일교차가 심해지는 가을이 오면 사랑하는 가족들의 면역력에 신경을 쓰게 된다. 가족의 건강을 고민하는 마음을 담아 면역력을 위한 제품을 디자인해 보았다. 남녀노소 누구라도 간편하게 즐길 수 있는 건강한 간식을 위해 선택한 허브는 갈릭(Garlic)이다. 한 번쯤은 먹어 봤을 친숙한 간식, 스프레드를 디자인해 보자.

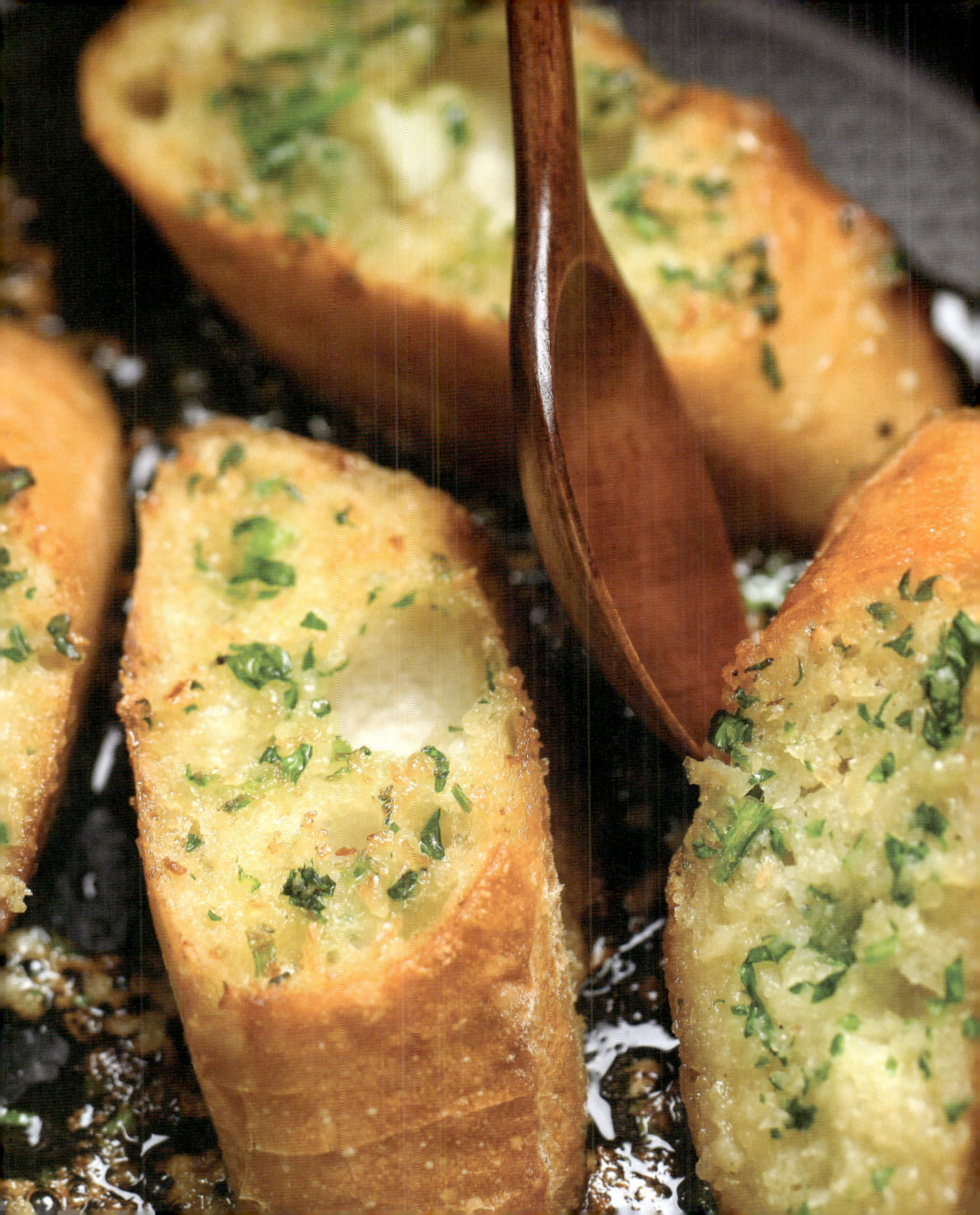

Allium Spread
알리움 스프레드

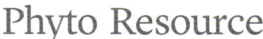

Phyto Resource

마늘은 고대 그리스 시대부터 사용된 허브로써, 그리스어로 알리움(Allium)이라는 학명을 지니고 있는 식물자원이다. 동서양을 막론하고 건강요리에서 없어서는 안 될 중요한 재료 중의 하나이다. 마늘은 독특한 유효성분을 함유하고 있으며 각종 바이러스나 병원성 미생물 등을 막아내는데 도움이 되어 천연 항생제라 불린다. 환절기 면역력이 약한 아이나 노인들의 감기 예방에도 효과적인 허브이며, 혈중 콜레스테롤과 지질을 줄여주고 혈압을 낮추는 데에도 도움이 된다.

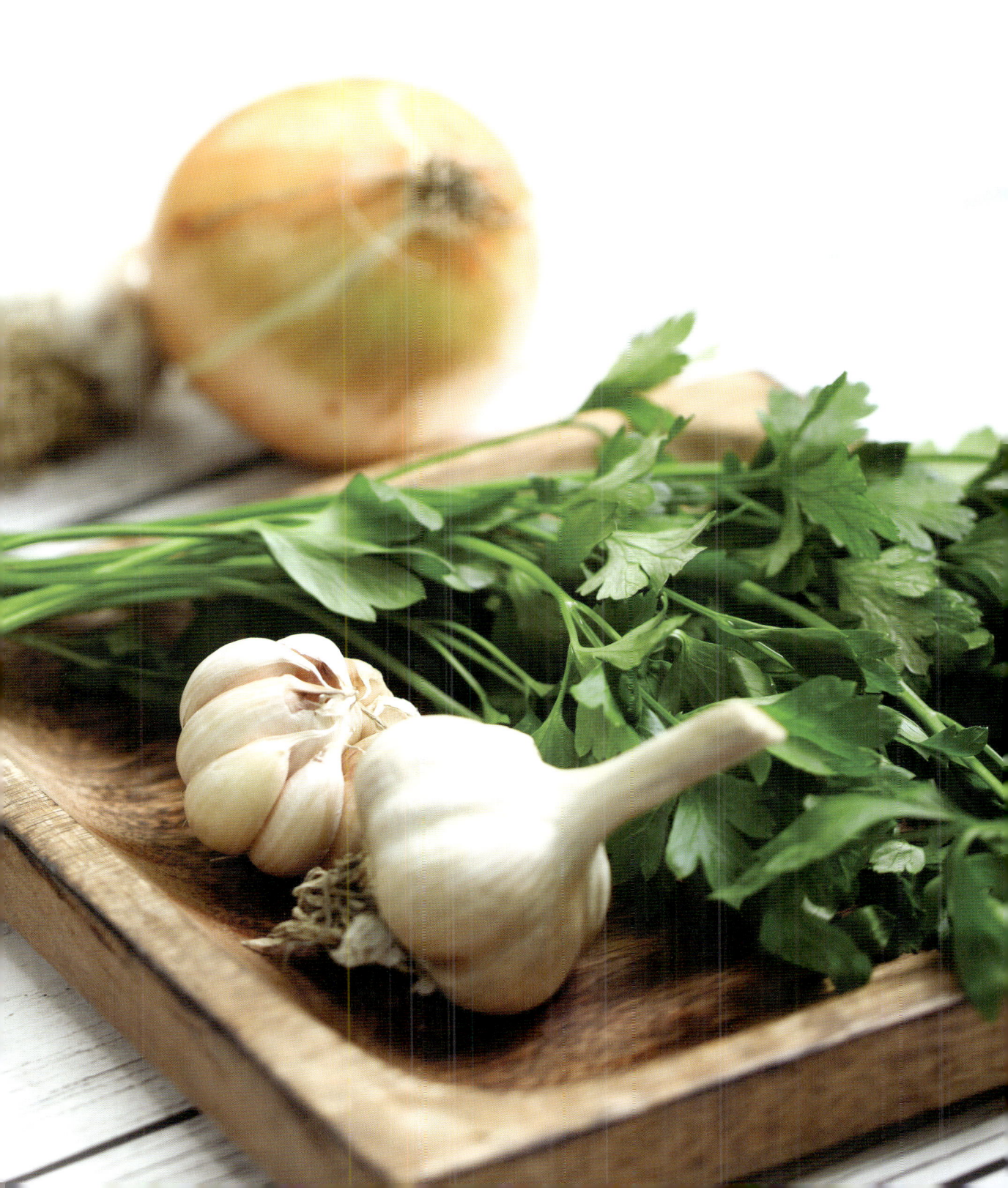

Allium Spread
알리움 스프레드

Design Practice

강한 풍미와 알싸한 맛으로 아이들이 거부감을 느낄 수 있어 꿀과 파슬리를 함께 사용한다. 먼저 잘게 다진 마늘 2TBSP을 준비하고, 무염버터 8TBSP과 꿀 1TBSP을 넣어 잘 섞어준다. 양파도 갈아 1TBSP을 함께 넣어준다. 잘게 썬 파슬리 2TBSP을 넣어준다면 풍미와 색감을 더할 수 있다. 기호에 맞게 소금과 후추를 소량 넣어 알리움 스프레드를 완성한다. 일반 갈릭소스와는 차별화된 풍미를 느낄 수 있을 것이다. 완성된 알리움 스프레드를 빵에 발라 기름기 없는 후라이팬에 올려놓고 약한 불에서 앞뒤로 노릇하게 구워 보자. 가을철 맛있는 간식을 즐길 수 있다.

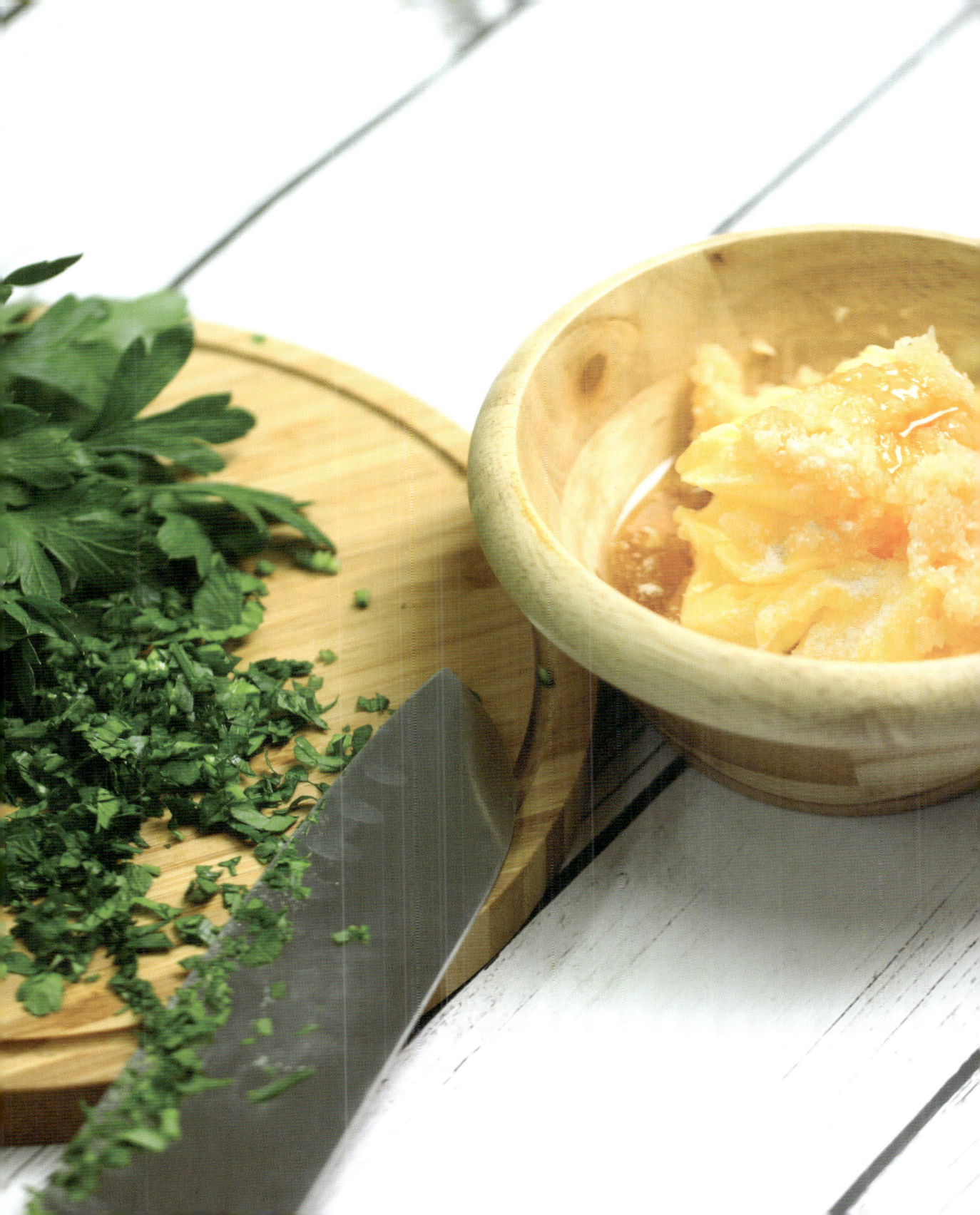

Allium Spread
알리움 스프레드

Design Epilogue

환절기 면역력을 위한 간식에도 사용하지만, 손님이 찾아왔을 때 메인 요리 전에 입맛을 돋을 수 있는 에피타이저로도 좋을 것이다. 특히 엘더베리(Elderberry) 음료와 함께 제공된다면 환절기 면역력 향상을 위한 시너지 효과를 기대할 수 있다. 브런치 카페의 차별화된 건강 메뉴로도 손색이 없을 것이다.

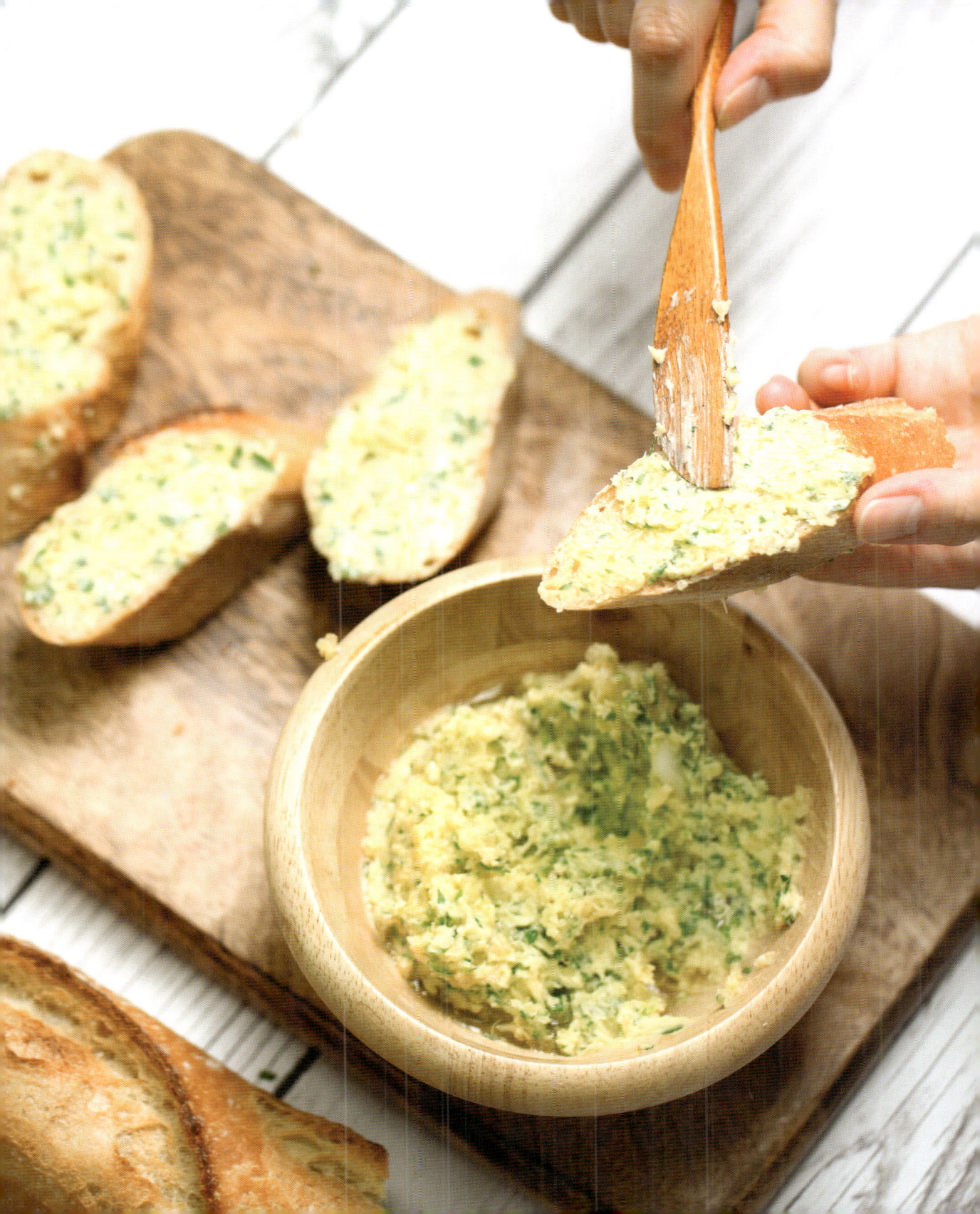

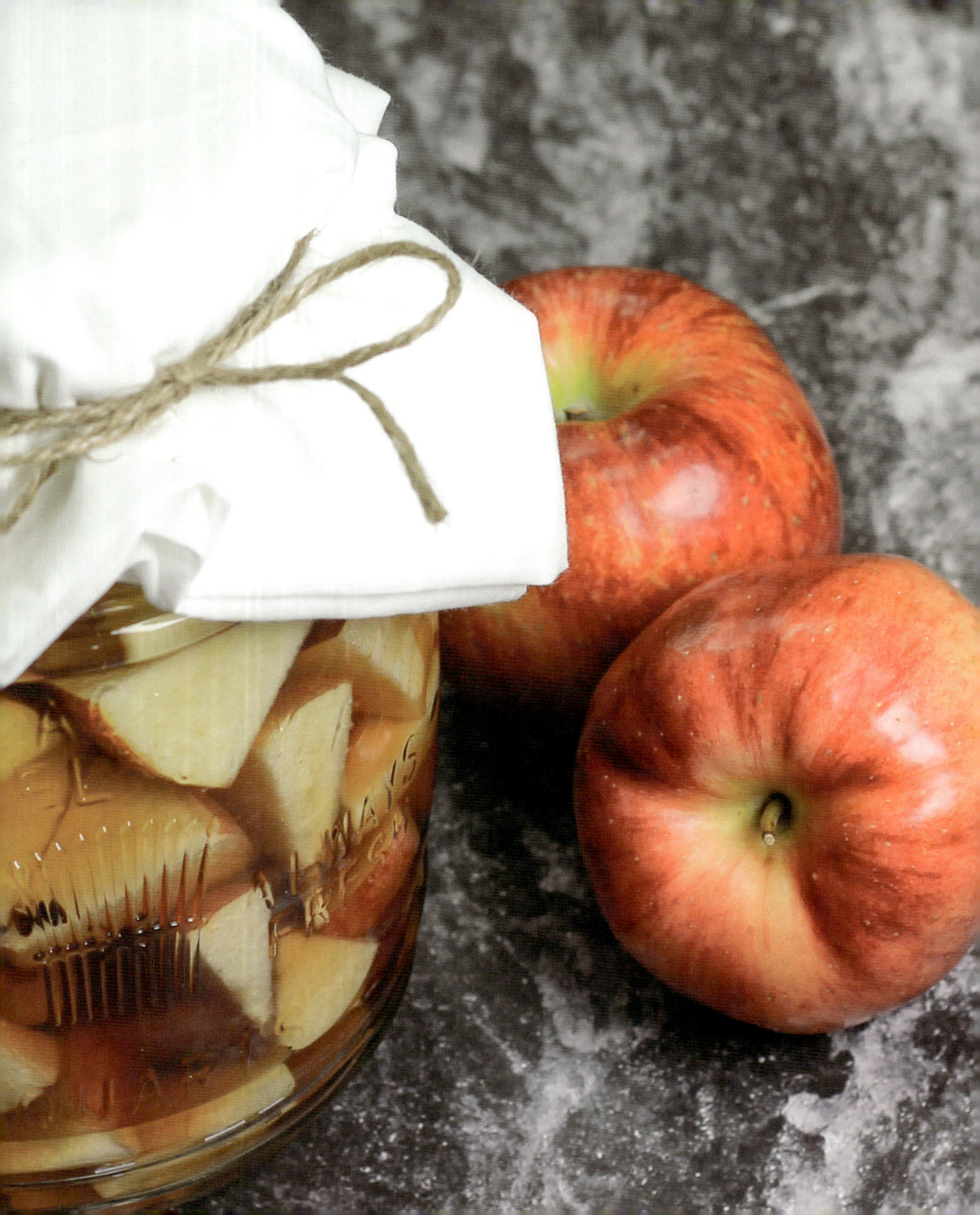

Love-Cider Vinegar
러브사이더 비네거

Design Purpose

가을은 감사의 계절이다. 여름내 뜨거웠던 사랑의 열매들이 수확되기 때문이다. 새콤달콤하게 맛이 든 제철 사과들은 그 빨간 색상처럼 자연이 인간에게 주는 사랑이라 말할 수 있다. 소화건강과 피부미용에 도움이 되는 제품 디자인 요청을 받게 되면 허벌리스트는 기본적으로 제철 사과를 발효해 만든 천연식초를 추천한다. 뉴질랜드 국제 허벌리스트에게 천연식초를 만드는 일은 가을을 알리는 축제와도 같다. 강렬한 태양빛 아래 응축된 자연의 맛으로 사랑의 비네거를 디자인해 보자. 시간과 정성이 빚어내는 선물, 러브사이더 비네거(LCV)에는 자연에 대한 감사가 담겨있다.

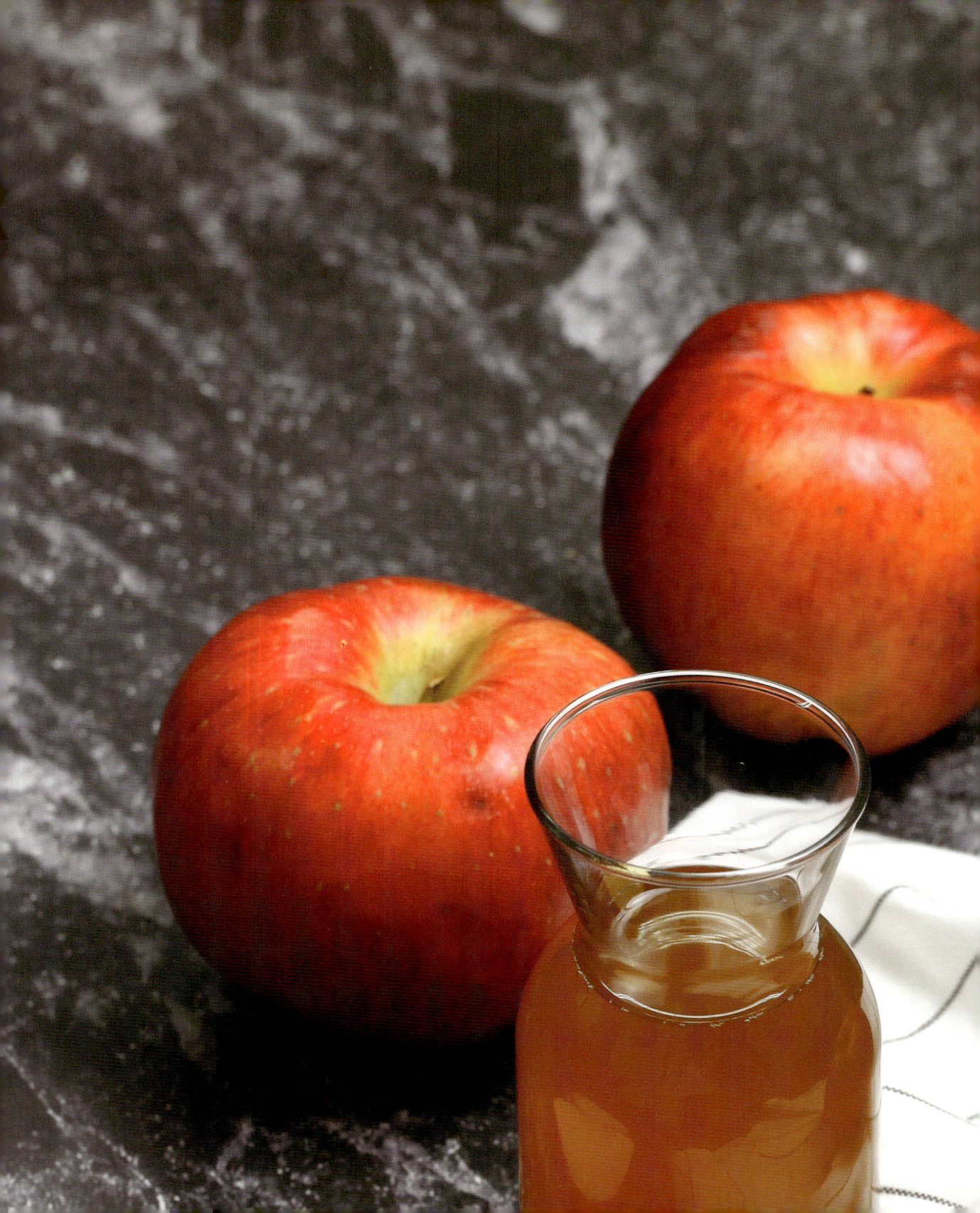

Love-Cider Vinegar
러브사이더 비네거

Phyto Resource

사과만큼 인류 역사에 자주 등장하는 과일은 없을 것이다. 그만큼 사과는 식물성 영양성분과 유효성분들이 풍부하여 건강식품은 물론 피부미용에도 유용한 식물자원이다. 특히 사과를 발효시킨 식초는 청춘의 묘약이라 불릴 만큼 영양과 미네랄이 풍부하고, 그 부드러운 풍미 덕분에 남녀노소 누구나 즐길 수 있다. 풍부한 유기산은 피로를 풀어주고 면역력 향상과 소화에 도움이 되며, 항균작용도 탁월해 천연 생활용품에도 활용되고 있다. 건강을 위해 사용하고 싶다면, 농약이나 화학비료를 사용하지 않고 제철에 수확한 유기농 사과를 추천한다.

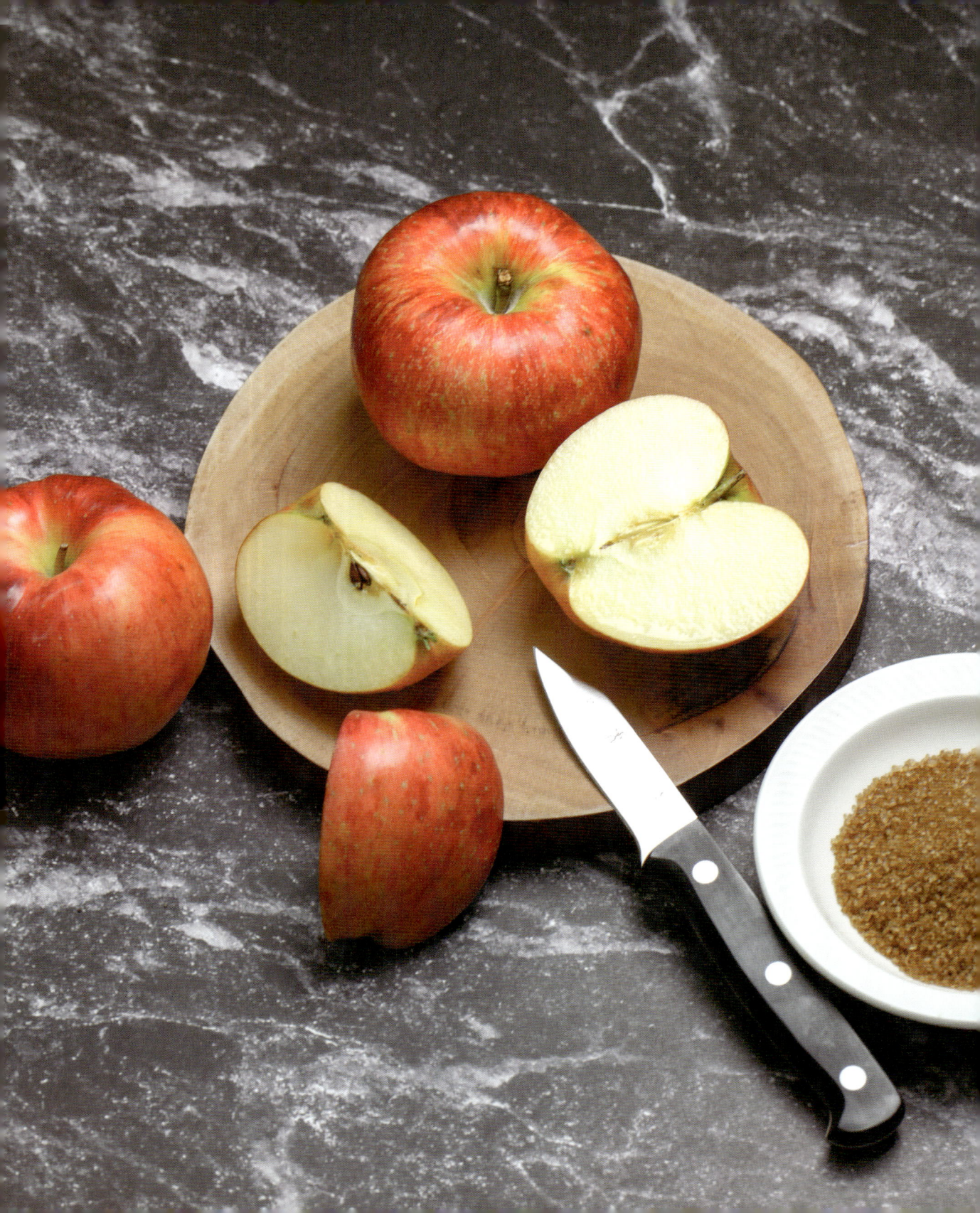

Love-Cider Vinegar
러브사이더 비네거

Design Practice

깨끗이 세척한 유기농 사과 6~7개의 꼭지를 제거하고 잘게 잘라 준비한다. 필요한 용량에 맞는 유리병을 준비하여 살균 소독하고, 미네랄워터 2~3Cup을 준비된 사과 즈각들과 함께 유리병에 넣는다. 설탕 6TBSP을 넣고 잘 혼합하여 병의 입구를 광목천으로 감싸준다. 발효가 시작되고 초막이 생기면 소독한 나무 주걱으로 하루에 한 번씩 저어주다가 약 2~3주 후 새콤한 냄새가 나기 시작하면 걸러낸다. 걸러낸 발효액만 다시 병에 담아 4~5주간 숙성시킨다. 라벤더, 로즈마리, 페퍼민트와 같이 주변에서 쉽게 구할 수 있는 허브들을 추가하여 기호와 사용 목적에 따라 맞춤형 LCV를 완성한다.

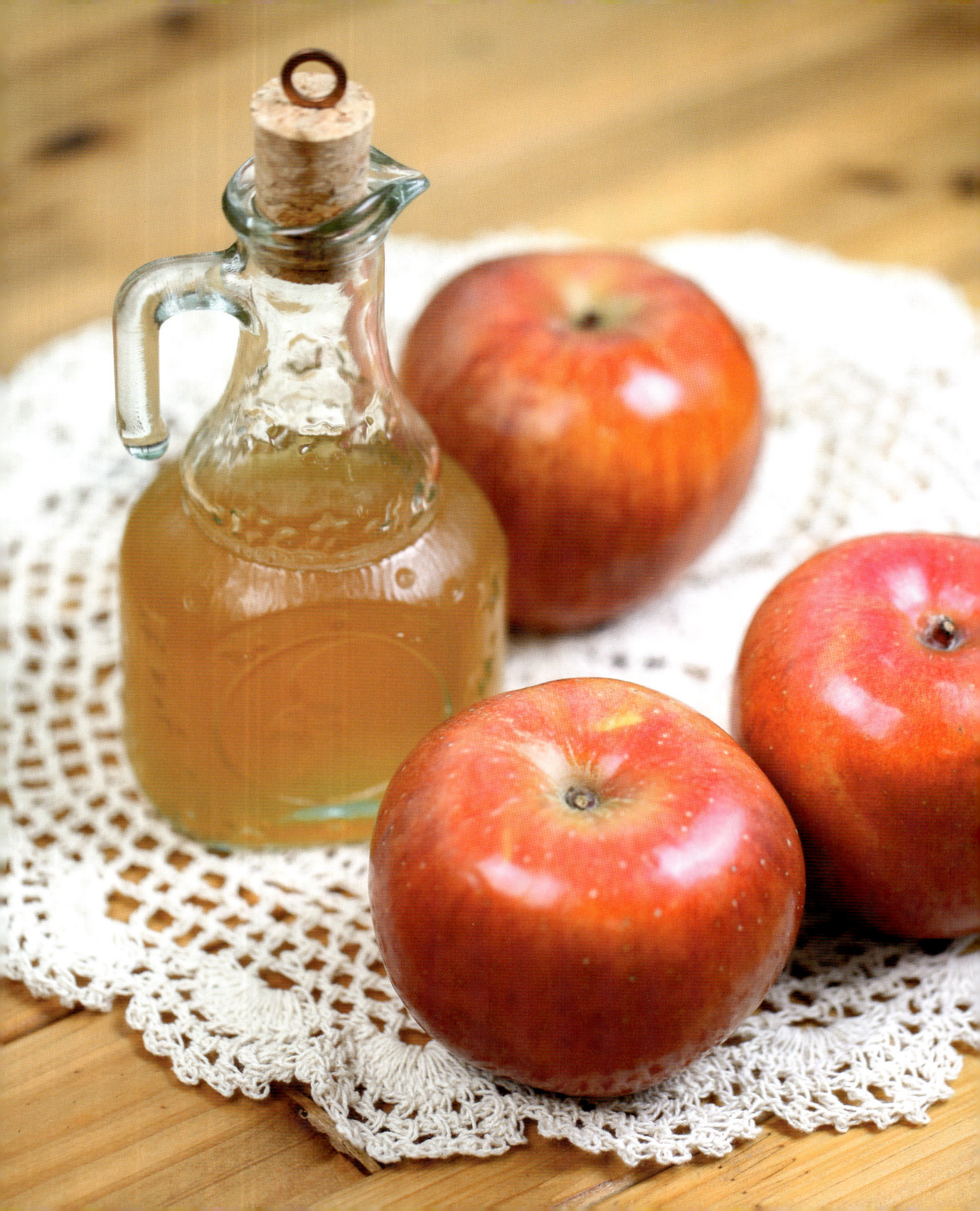

Love-Cider Vinegar
러브사이더 비네거

Design Epilogue

완성된 LCV의 활용은 무궁무진하다. 소화 건강을 위하여 캐모마일 티 한 잔에 LCV 1TSP과 꿀을 넣어 정기적으로 마셔보자. 위장 건강에 도움이 될 수 있다. LCV에 올리브 오일과 꿀을 추가하여 건강한 샐러드 드레싱을 만들어 볼 수도 있다. 건강한 두피와 모발을 위해서는 샴푸 후에 로즈마리 티와 LCV를 혼합하여 두피를 마사지해보자. 숨겨진 LCV의 가치를 느낄 수 있다.

Earth-Apple Serum
얼스애플 세럼

Design Purpose

풍요로운 수확을 기다리며 설레이는 마음은 가을의 선물이다. 형형색색 곱게 물들어가는 단풍과 같이 자신만의 아름다운 피부를 위해 자연이 주는 선물에 귀 기울여 보자. 가을의 건조한 바람은 피부의 촉촉함을 빼앗아가고 민감해진 피부는 알러지나 피부트러블을 만들기도 한다. 자극받은 피부를 진정시키고 필요한 영양분을 보충하여 아름다운 피부를 지켜낼 비밀은 얼스애플(Earth Apple)에 있다. 이 가을, 허벌리스트의 아뜰리에를 방문하는 고객들을 위해 스킨 세럼(Skin Serum)을 디자인해 보았다.

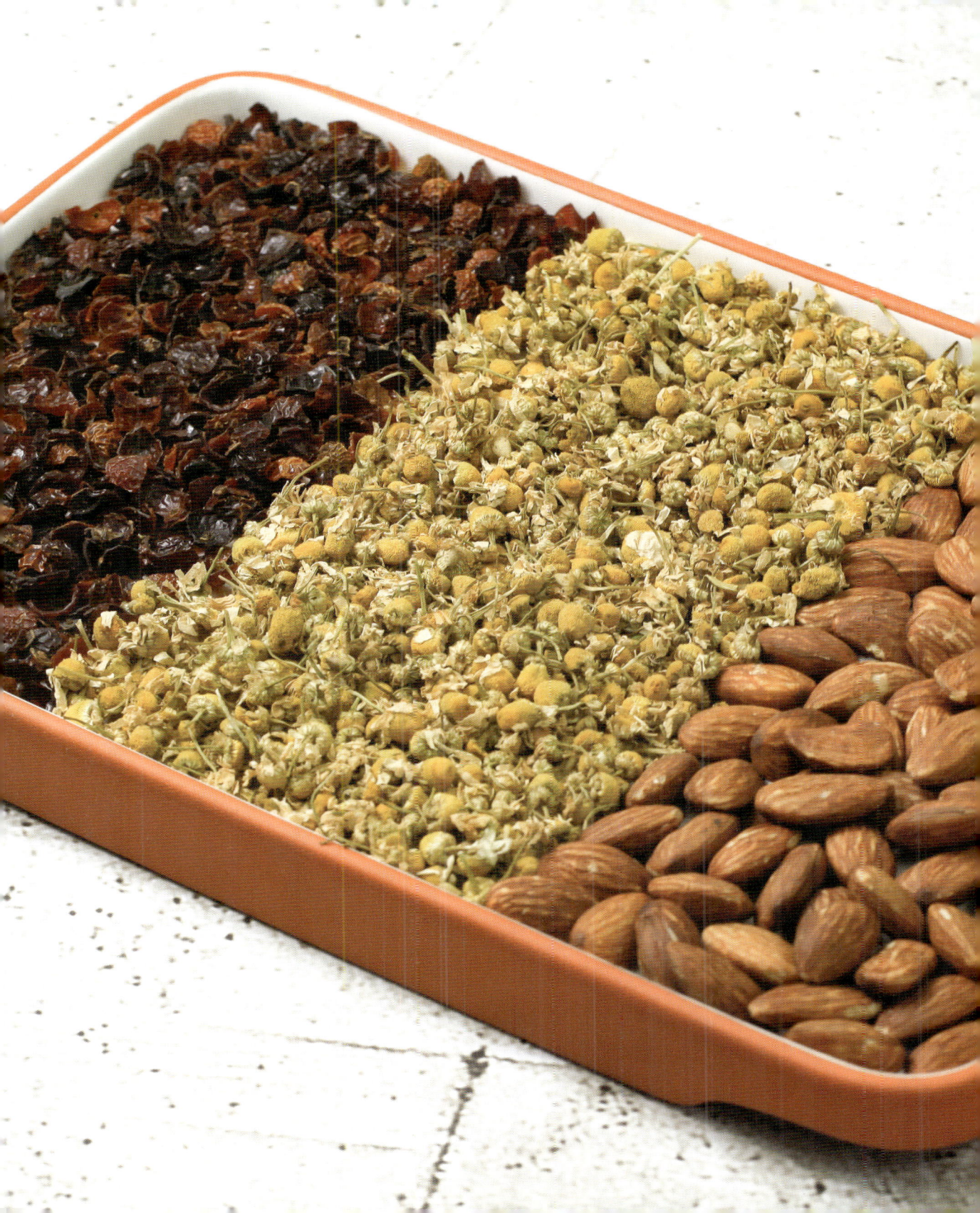

Earth-Apple Serum
얼스애플 세럼

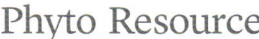

Phyto Resource

비옥한 토양이 품어내는 향긋한 사과향을 가진 허브, 얼스애플은 캐모마일(Chamomile)의 숨겨진 이름이다. 캐모마일 티 한 잔으로 우리가 얻을 수 있는 혜택은 다양하다. 푸짐한 식사 후 가스가 차고 더부룩한 속을 위해 한 잔의 캐모마일 티를 마시면 편안함을 느낄 수 있다. 향긋한 캐모마일의 사과향과 포근한 보습감은 코 점막을 촉촉하게 하고 기분을 안정시켜 줄 것이다. 환절기 가려운 피부를 위해서는 마시고 남은 캐모마일 티를 면 솜에 적셔 15분 정도 습포해 보자. 진정되는 피부를 느낄 수 있다. 함께 사용하는 로즈힙(Rosehip)은 캐모마일의 부족한 부분을 보완해 줄 최고의 친구가 될 것이다.

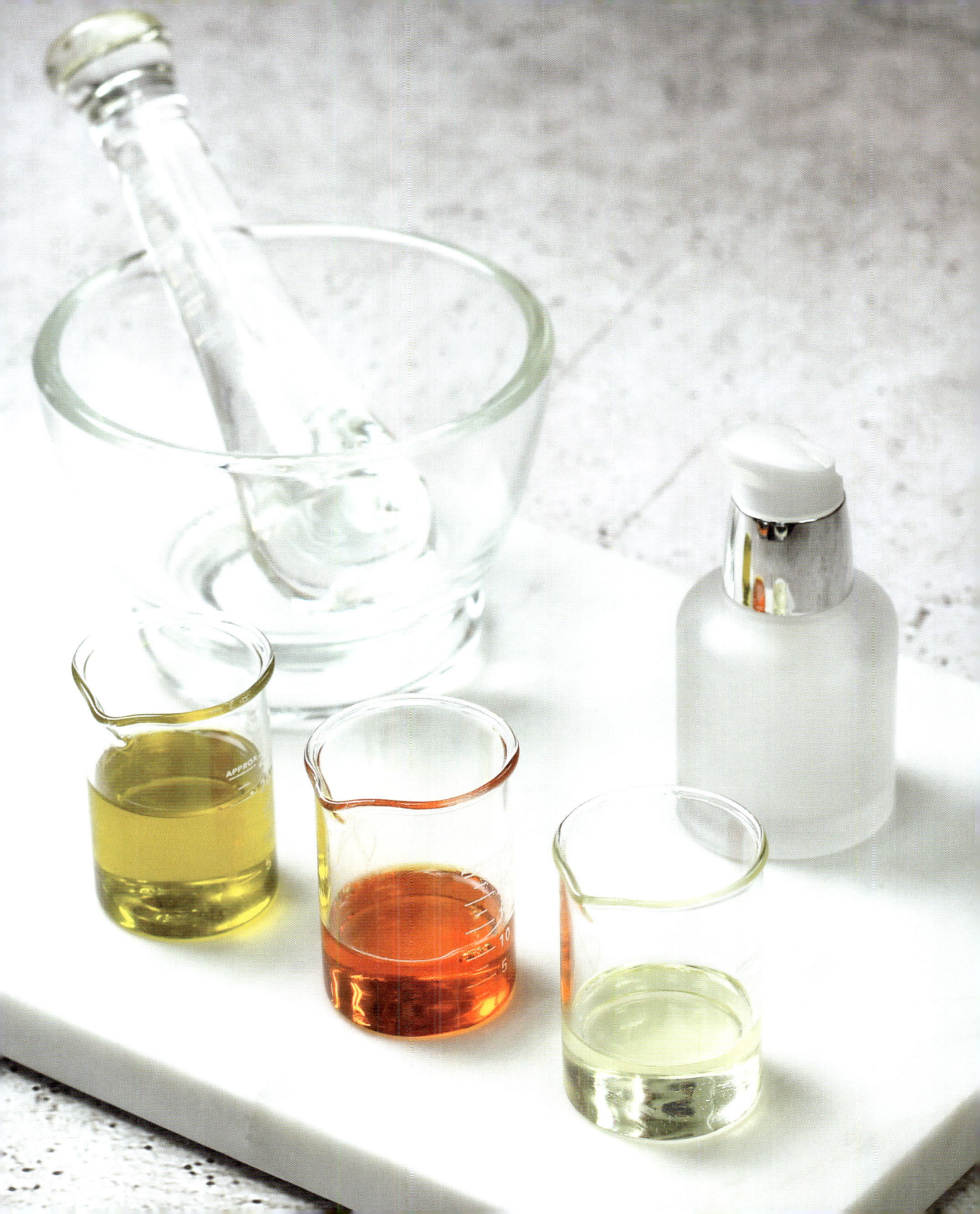

Earth-Apple Serum
얼스애플 세럼

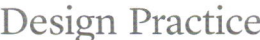

Design Practice

먼저 캐모마일 4TSP을 소독한 유리병에 담는다. 캐모마일이 잠길 정도로 올리브 오일을 넣고 약 3~4주간 숙성시켜 캐모마일 인퓨즈 오일을 완성한다. 준비된 캐모마일 인퓨즈 오일 4TSP을 깨끗이 소독한 비커에 넣어준 후, 로즈힙 오일 2TSP을 넣고 잘 저어준다. 1차 혼합 후 스윗 아몬드 오일 2TSP을 첨가하여 다시 한번 골고루 저어주고 깨끗이 소독된 스포이드 병에 담아 시원한 곳에 보관한다. 이제 완성된 얼스애플 세럼을 즐겨보자.

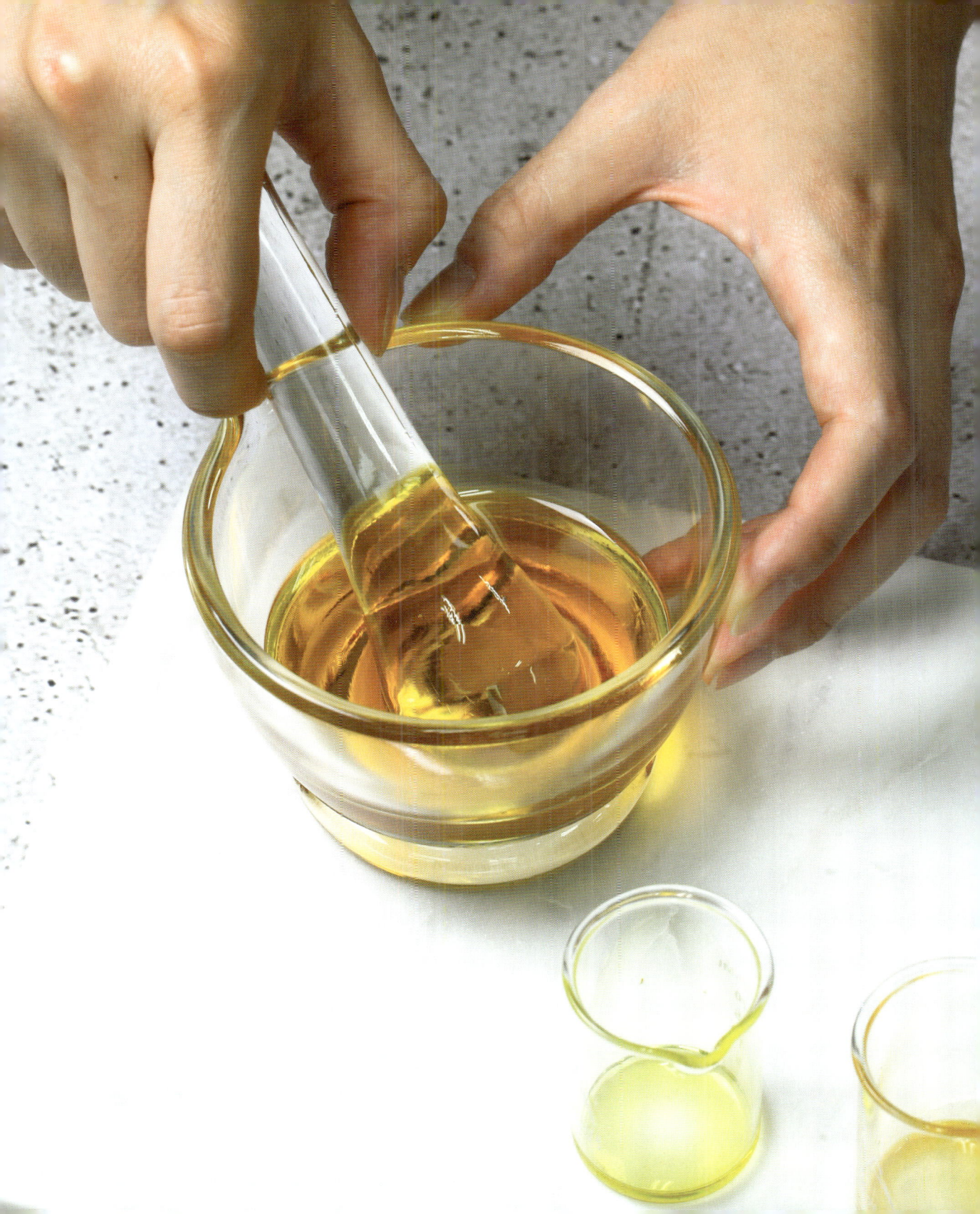

Earth-Apple Serum
얼스애플 세럼

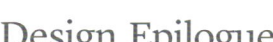

Design Epilogue

얼스애플 세럼을 즐기는 가장 기본적인 방법은 아침과 저녁 세안후에 사용하는 것이다. 세안 후 2~3방울을 떨어뜨려 얼굴에 골고루 발라 흡수시켜준다. 휴대용 스포이드 병에 담아 건조함이 느껴질 때마다 수시로 덧발라도 좋을 것이다. 환절기에 피부 가려움이나 각질로 힘들어 한다면 캐모마일은 자연이 주는 소중한 선물이 될 것이다. 비옥한 토양이 품어낸 향긋한 사과, 캐모마일은 가을철 민감한 피부를 가진 성인이나 아이를 위해 추천하고 싶다.

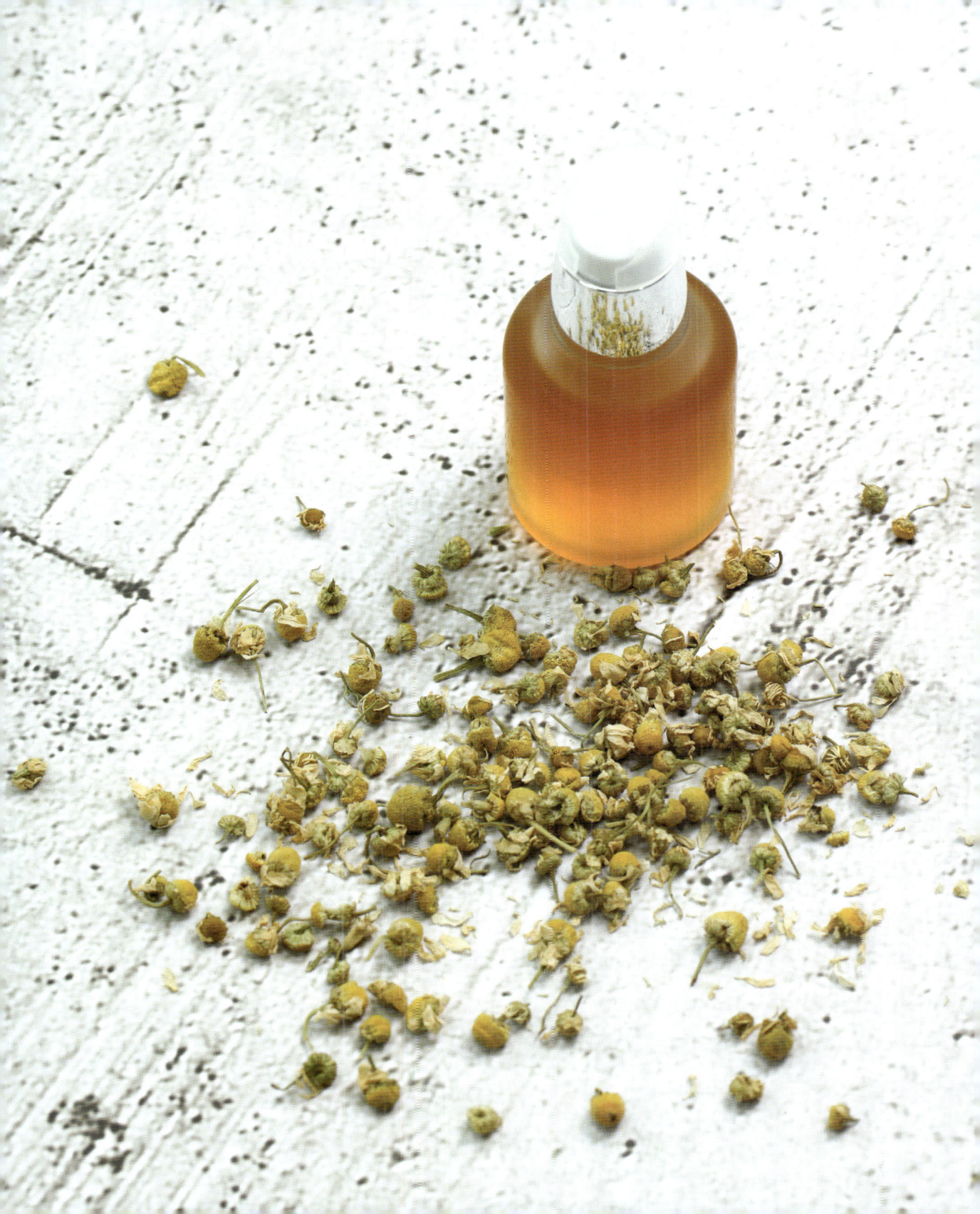

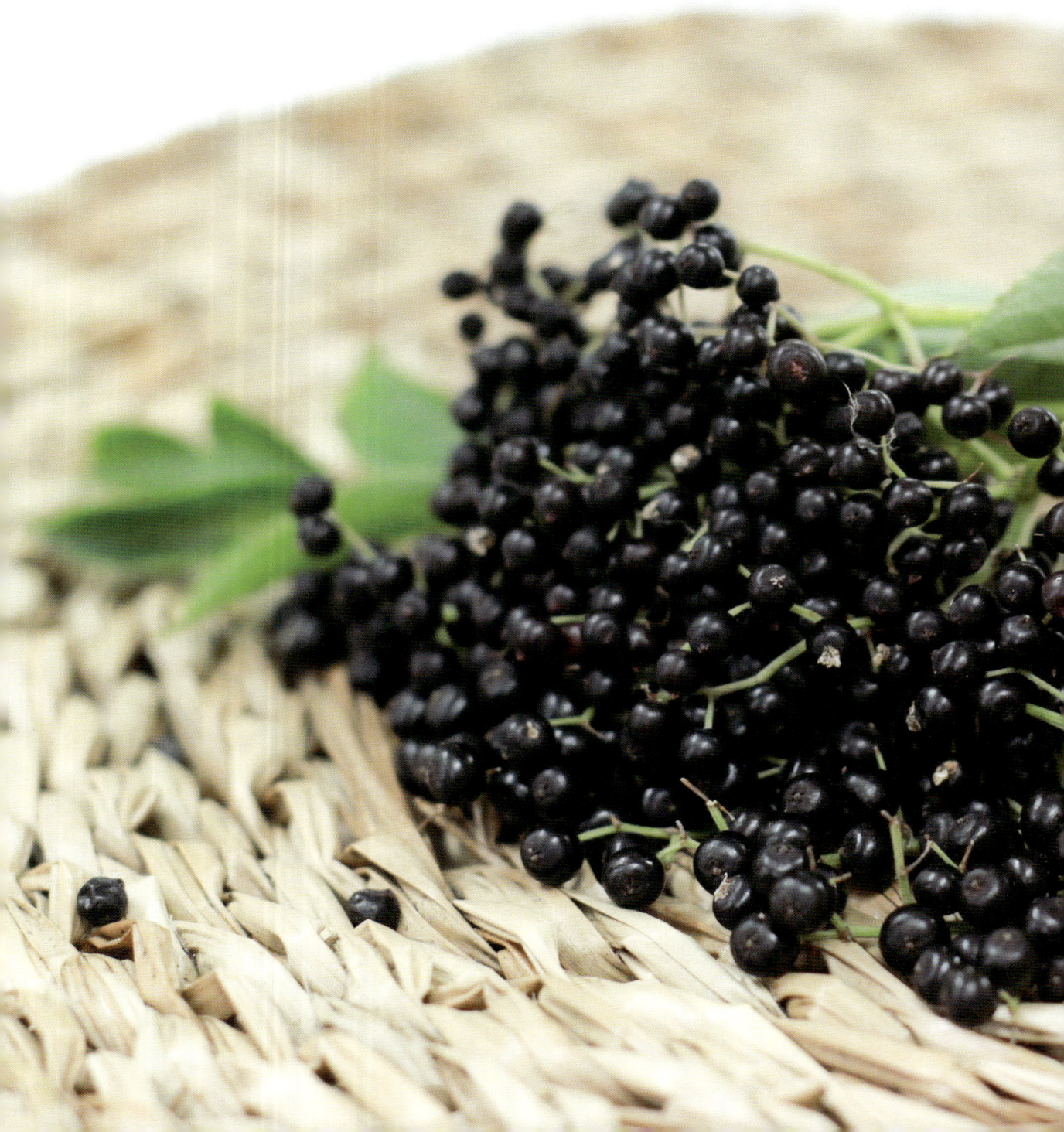

Sambuco Syrup
삼부코 시럽

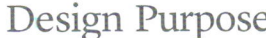

Design Purpose

식물의 다양한 유효작용을 이야기할 때 허벌리스트가 결코 빼놓을 수 없는 중요한 한가지는 식물의 항산화작용(Antioxidation)이다. 인체의 대사활동에 변화가 느껴지는 환절기에는 특히 항산화에 대한 관심이 높아진다. 최근 노화와 장수에 대한 연구가 활발하게 진행되면서 천연 항산화제품에 대한 인기가 많다. 식물의 뛰어난 항산화작용을 제품 디자인에 담아보고자 엘더베리(Elderberry)를 선택하였다. 진한 보랏빛 열매에 담긴 파이토케미컬, 안토시아닌(Anthocyanin)을 활용하여 면역력 향상과 감기 예방을 위한 제품을 디자인해 보자.

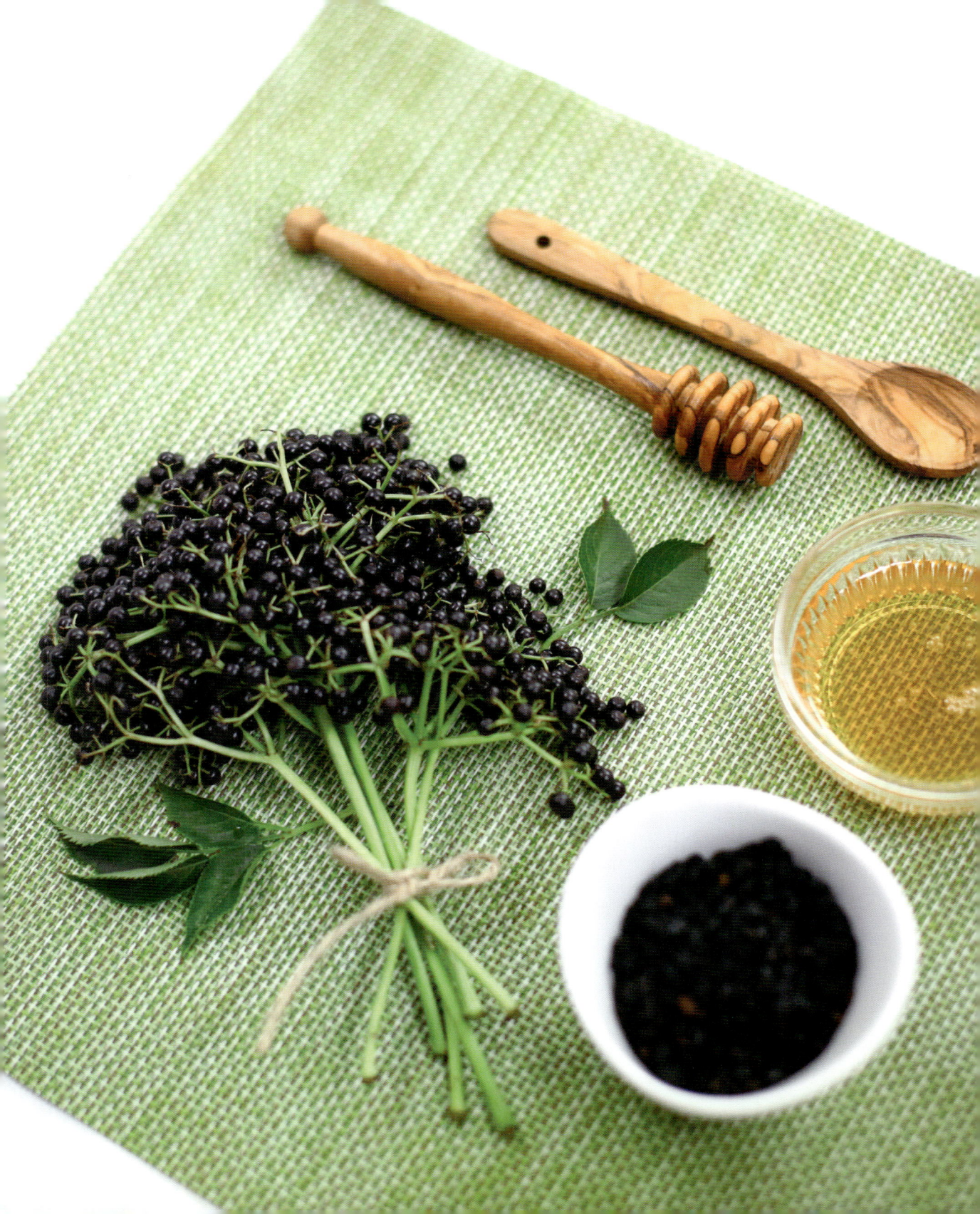

Sambuco Syrup
삼부코 시럽

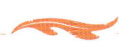

Phyto Resource

학명이 삼부커스(Sambucus)인 엘더(Elder)나무는 5월이 되면 아름다운 레이스같이 빛나는 크림색 꽃을 피우는데, 향긋하고 달콤한 풍미를 지니고 있어 서양에서는 오랜기간 건강음료로 사용해왔다. 엘더플라워(Elder Flower)는 기관지 건강이나 기침, 가래 등에도 도움을 주어 차(Tea)나 코디얼(Cordial)로도 애용된다. 꽃이 지고 여름의 끝자락에서 만나는 열매, 엘더베리(Elder Berry)는 마치 까만 구슬이 매달린 샹들리에처럼 나무에 무리를 지어 열린다. 열매의 새콤한 맛과 매력적인 식감은 시럽, 잼, 스프레드 등 다양한 식품에도 사용되고 있다. 엘더나무는 버릴 것 없는 소중한 식물자원이다.

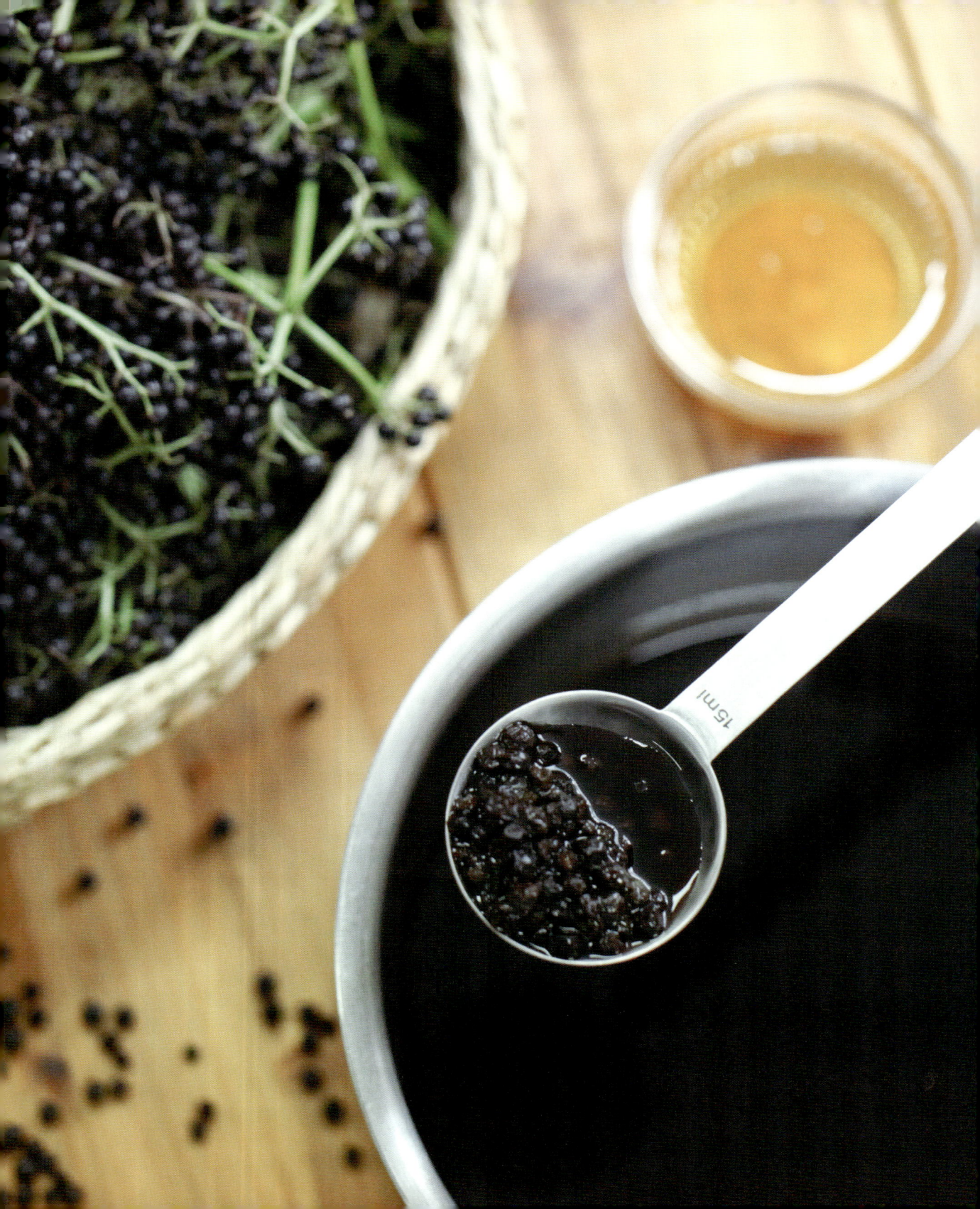

Sambuco Syrup
삼부코 시럽

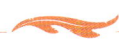

Design Practice

잘 건조된 엘더베리 2TBSP을 준비한다. 미네랄워터 2Cup을 용기에 넣고 엘더베리와 함께 끓여준다. 1차로 끓여낸 엘더베리를 걸러내고 동일한 용량의 유기농 설탕을 넣어 약한 불에서 10~20분 정도 졸여준다. 설탕을 대신해 꿀을 사용할 수도 있다. 완성된 삼브코 시럽은 소독한 유리병에 담아 냉장 보관하며 사용한다.

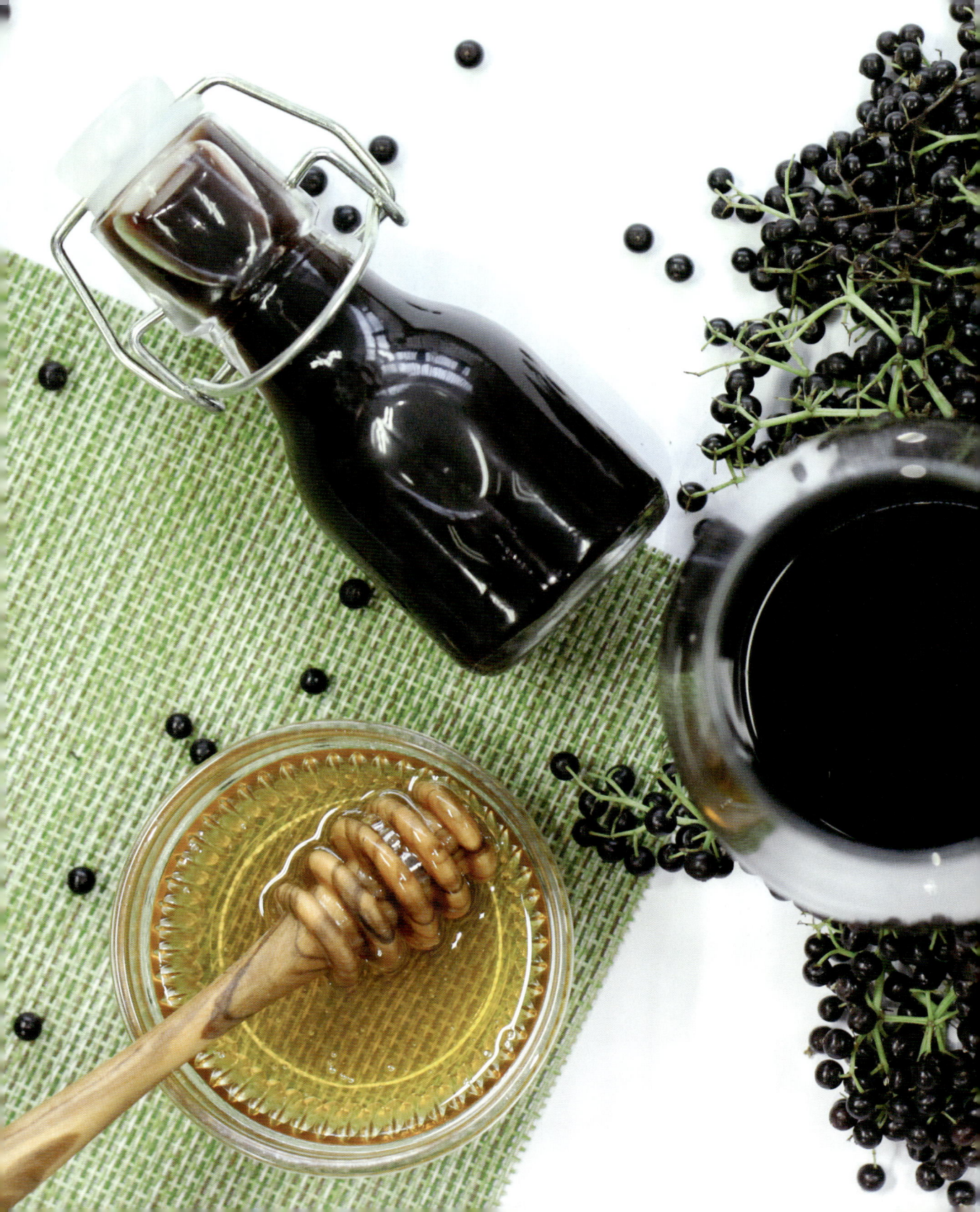

Sambuco Syrup
삼부코 시럽

Design Epilogue

시럽 형태의 제품은 아이들에게 인기가 좋으며 건강음료나 간식을 위해 다양하게 사용할 수 있다. 삼부코 시럽은 간편하게 즐길 수 있는 영양제이자 면역력을 위한 천연 항산화제이다. 환절기 계절의 변화에 영향을 많이 받는 노인과 아이들은 1~2TSP씩 하루 1~3번 정도 섭취하면 좋을 것이다. 기호에 따라 샐러드 드레싱이나 따뜻한 음료로도 즐겨 볼 수 있다. 시리얼, 요거트 등과 함께 곁들여 영양 높은 식단을 구성해도 좋을 것이다.

Winter

Rosa Multi-Balm 로사 멀티밤
Love-Couple Pack 러브커플 팩
Santa Ricecake 산타 라이스케이크
Bathe-Diluent 바스딜루언트
Oxymellow 옥시멜로우

차가운 겨울을 맞이하는 행복한 쉼터에는
감추어둔 허벌리스트의 보물상자가 열리고
수확해 둔 곡물들과 잘 건조해 둔 허브들이 그 빛을 발한다.
허벌리스트에게 겨울(Winter)은
사랑하는 이들고- 함께하는 쉼의 시간이다.
휴식이라는 상자 안에 즌비라는 보물을 담아보자.

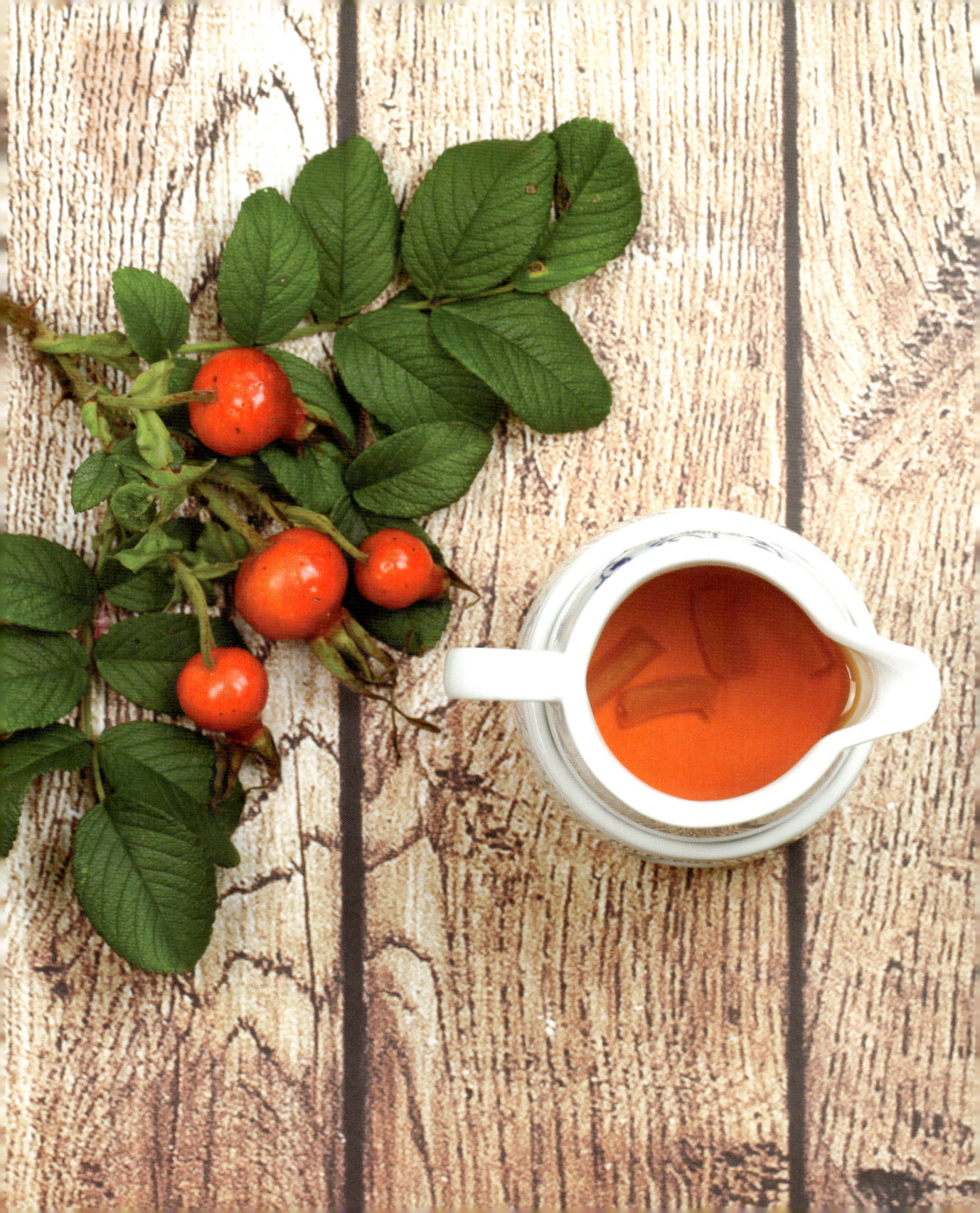

Rosa Multi-Balm
로사 멀티밤

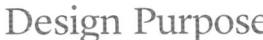

Design Purpose

찬 바람이 불면 자연의 생태계는 월동 준비로 바빠진다. 숲 속 동물들은 따듯한 보금자리와 겨우내 먹을 음식들을 준비하느라 분주하다. 디자인 아뜰리에를 방문하는 고객들도 겨울철 피부관리와 미용에 대한 관심이 높다. 고객들의 이야기를 듣다 보면 겨울철 사용이 편리하고 피부보습에 효과적인 제품 요구가 많다. 이러한 고객들을 위하여 휴대가 간편하고 다양하게 사용할 수 있는 제품을 디자인해 보았다.

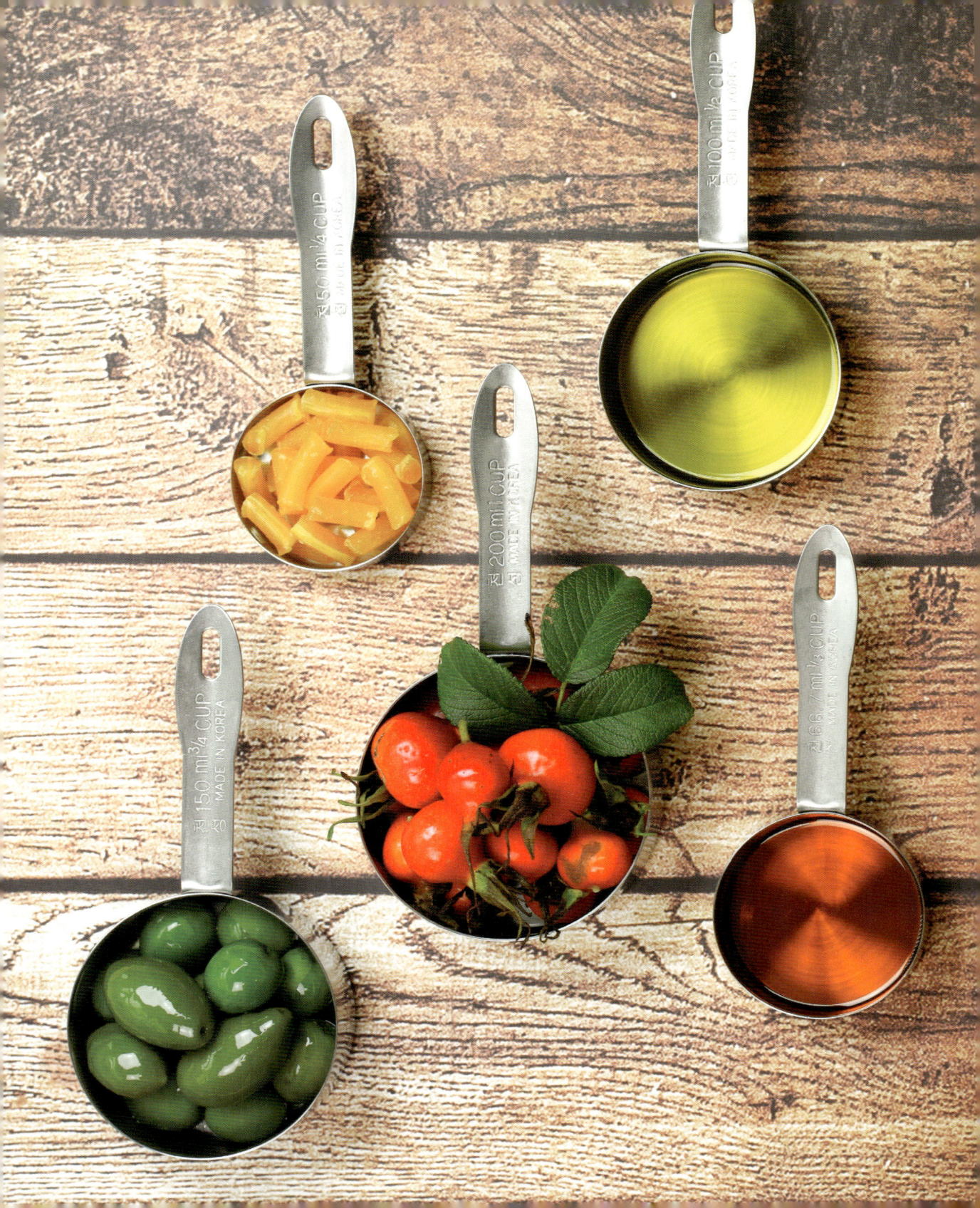

Rosa Multi-Balm
로사 멀티밤

Phyto Resource

아름다운 꽃을 뒤로하고 피어나는 열매, 로즈힙(Rosehip)은 그 매혹적인 자태만큼이나 활용 가치도 많은 허브이다. 로사 카니나(Rosa canina)라는 학명을 가지고 있는 장미과의 식물로 그 열매를 주로 사용한다. 로즈힙은 '비타민의 보고'라 불리울 만큼 비타민 C, A가 풍부하고 지방산과 식물성 영양성분도 많다. 풍부한 영양성분들로 인해 최근에는 이너뷰티 제품으로도 인기를 얻고 있으며 페이스 오일, 로션, 마사지 크림, 스킨 밤 등의 제품에도 폭넓게 사용되고 있는 고부가가치 식물자원이다. 올리브 오일을 로즈힙과 함께 사용한다면 상호 보완적이면서도 시너지 효과를 기대할 수 있어 다목적 제품을 디자인하는데 적합하다.

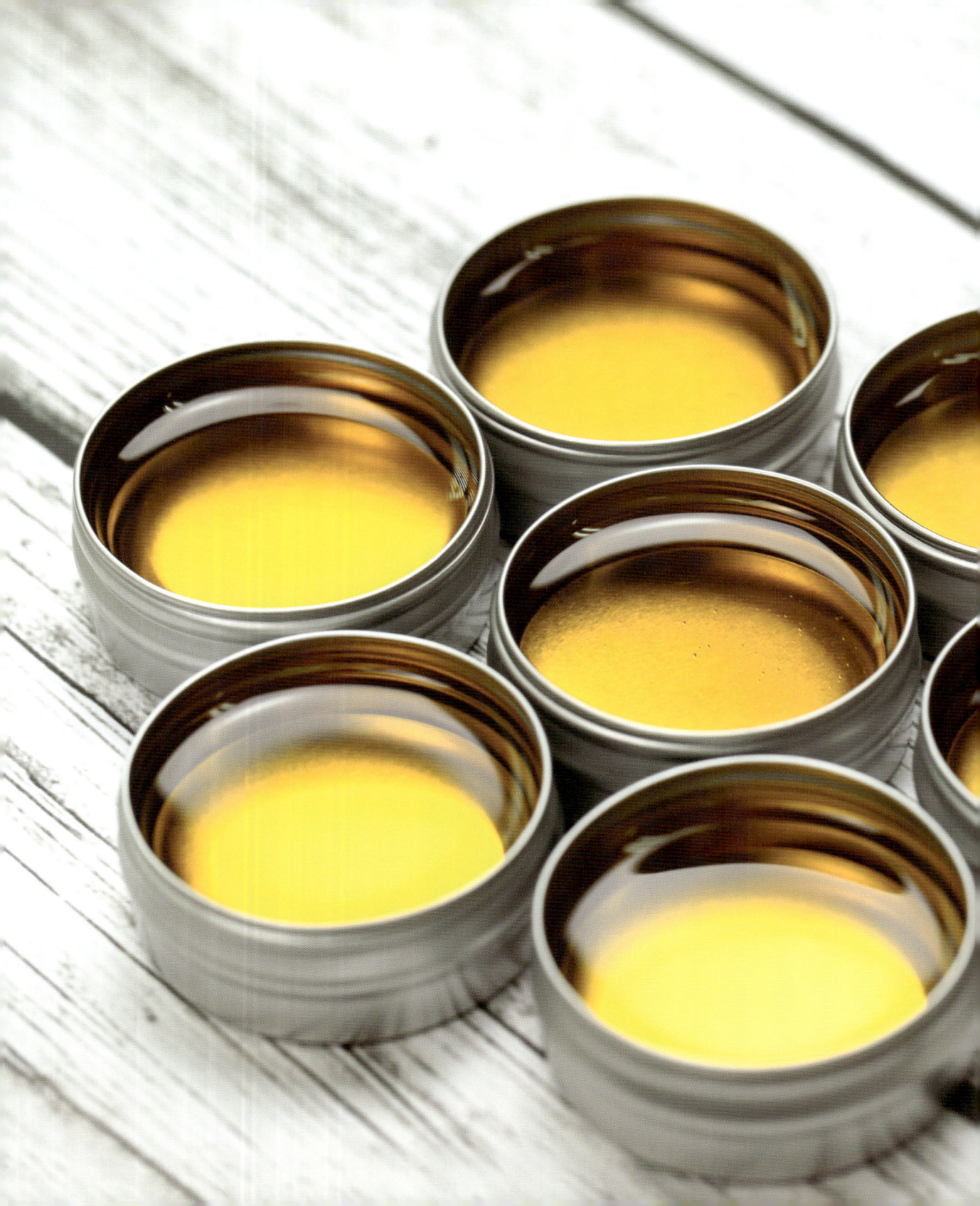

Rosa Multi-Balm
로사 멀티밤

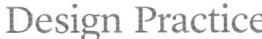

Design Practice

겨울철 보관과 휴대가 편리한 제형으로는 밤(balm)의 형태가 적합할 것이다. 천연 밀납을 주성분으로 하는 비즈왁스(Beeswax) 1.5g을 준비한다. 이물질이 없고 허니(Honey) 향이 짙은 고품질 비즈왁스가 필요하다. 신선한 로즈힙 오일 2&1/2TSP을 올리브오일 1&1/2TSP과 함께 잘 혼합하여 준다. 올리브 오일은 Extra Virgin Grade로 사용한다. 먼저 준비한 비즈왁스와 혼합된 오일을 함께 넣어 약한 불에서 녹여준다. 너무 고온에서 녹지 않도록 주의하자. 깨끗하게 소독한 용기에 담아 상온에서 식혀준 후 사용한다. 기호에 따라 비즈왁스의 용량을 조절할 수 있다.

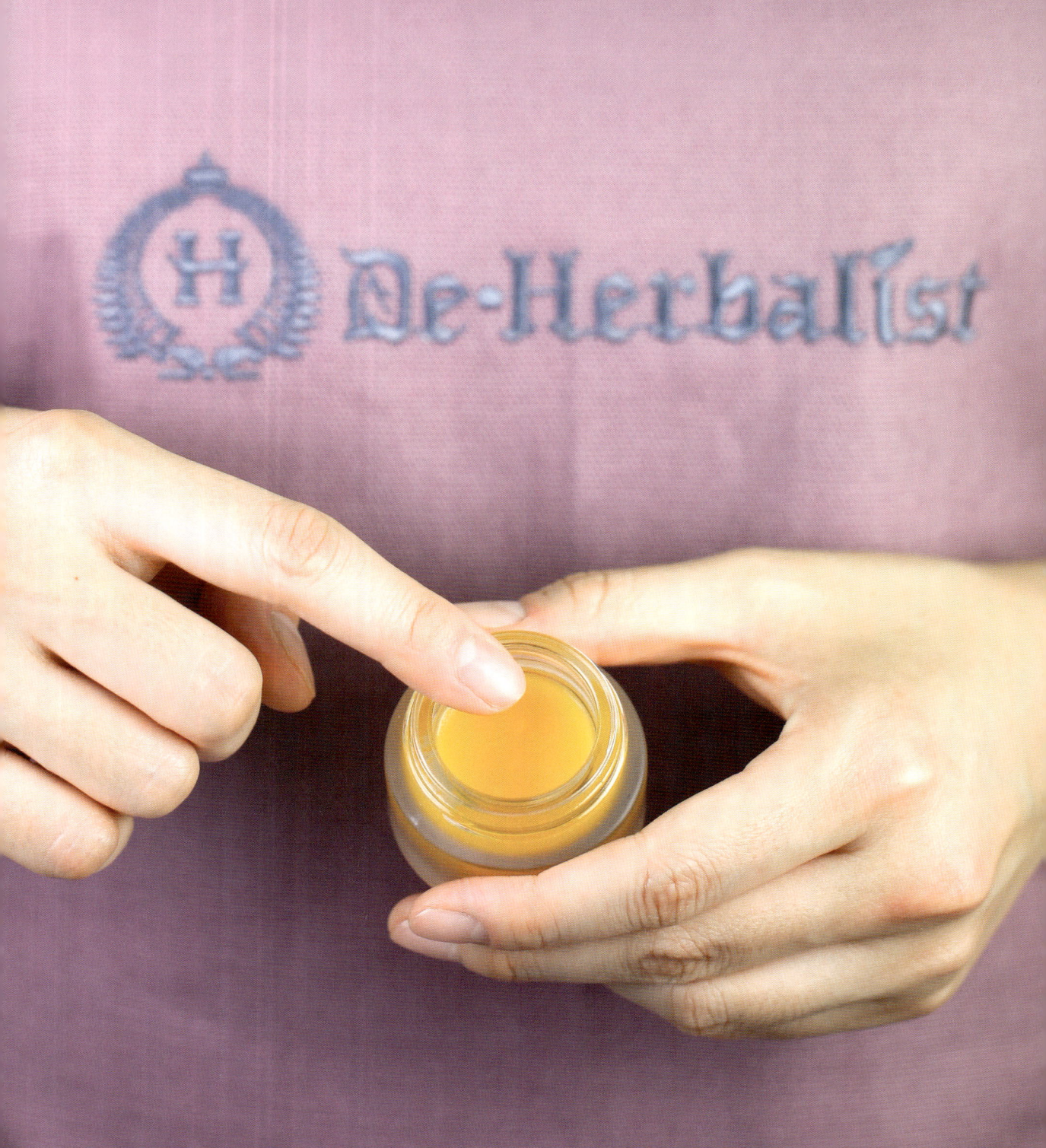

Rosa Multi-Balm
로사 멀티밤

Design Epilogue

다용도 제품을 주 목적으로 디자인한 만큼, 로사 멀티밤의 활용은 다양하다. 겨울철 쉽게 메마르는 입술을 위해서는 립밤으로 사용하며 눈가 잔주름을 위해서는 아이크림 제품으로, 트거나 갈라지는 팔꿈치와 발꿈치에는 보습제로도 사용할 수 있다. 남은 로즈힙을 사용하여 따듯한 허브 티 한 잔을 마신다면 겨울철 건강과 미용을 동시에 생각해 볼 수 있는 "이너뷰티" 효과도 기대해 볼 수 있다.

Love-Couple Pack
러브커플 팩

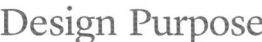

Design Purpose

한 해를 마무리하는 연말, 추워지는 날씨만큼 따듯함이 그리워지는 계절이다. 성탄절 분위기를 만끽하며 함께 길을 걷는 연인들의 모습도 아름답다. 다정하게 맞잡은 손에 따듯한 사랑의 온기를 더해 줄 수 있다면 어떨까? 몸과 마음을 함께 녹여줄 따스함에 달콤한 사랑의 향기를 더해 제품을 디자인해 보았다. 손끝을 파고드는 추운 겨울의 한기도 넉넉히 이겨낼 수 있을 것이다.

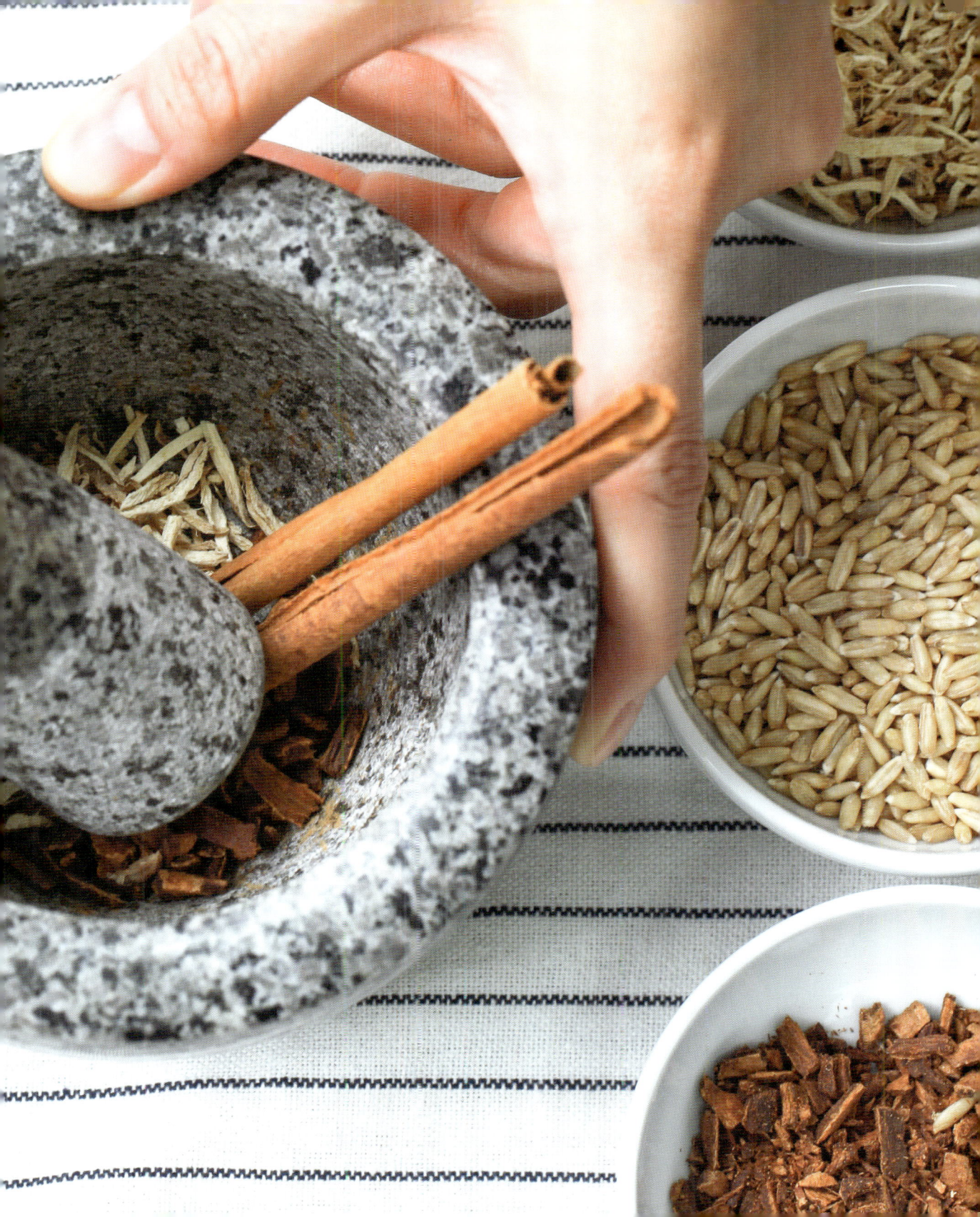

Love-Couple Pack
러브커플 팩

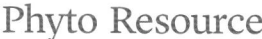

Phyto Resource

오트(Oat)는 수분유지가 뛰어나고 일정 시간 동안 온도를 유지시켜줄 수 있어 선택해 보았다. 우리에게 친숙한 허브인 진저(Ginger)는 매콤하고 독특한 향기를 지니고 있어 겨울철 제품에 자주 사용되고 있다. 한 잔의 진저 티는 혈액순환과 소화에 도움이 될 뿐만 아니라 차 멀미에도 도움을 준다. 특히 꿀과 함께 마시는 허니진저 티(Honey-Ginger Tea)는 건강음료로 인기가 많다. 겨울철 따스함을 더하기 위해 시나몬(Cinnamon)도 함께 디자인해 보았다.

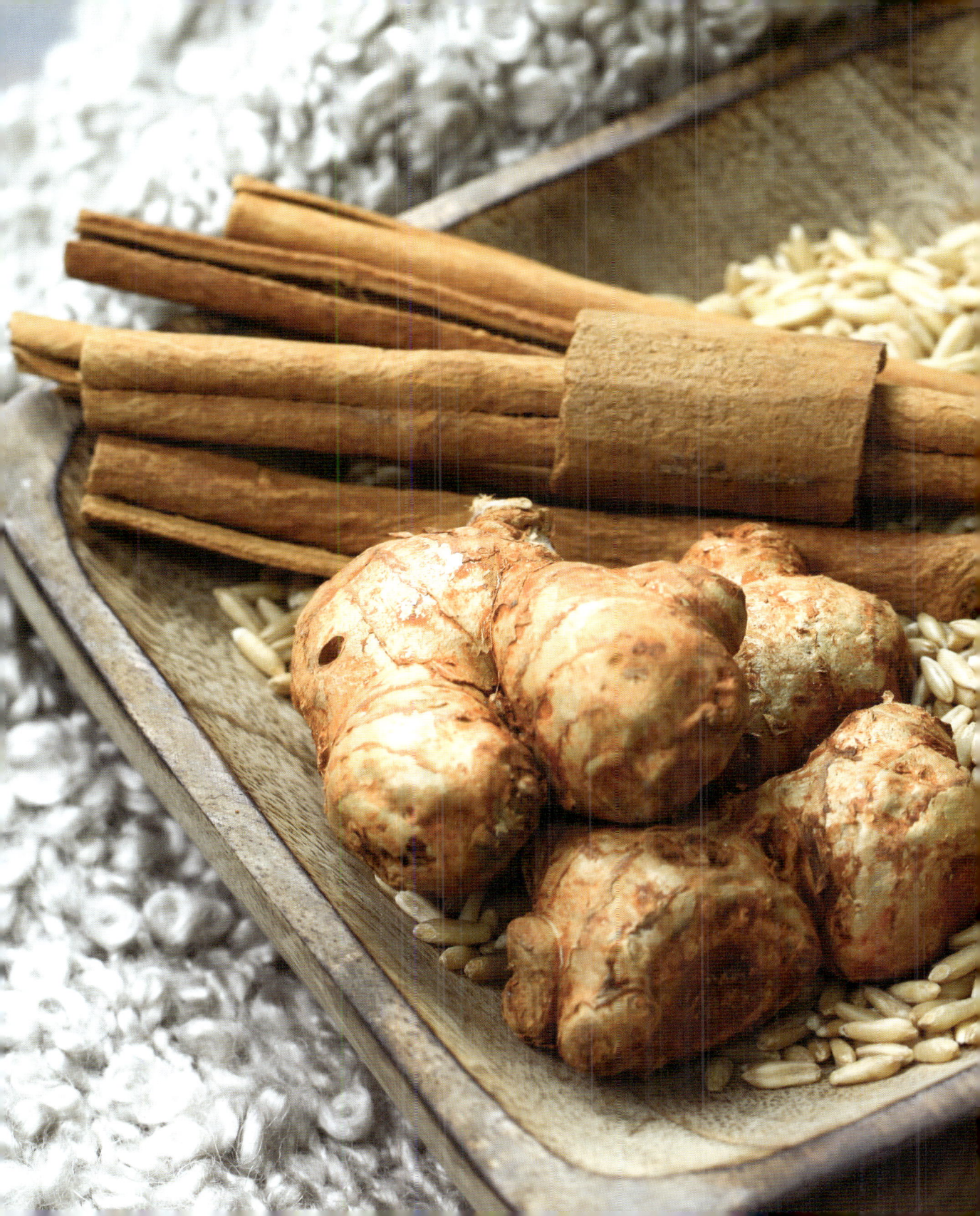

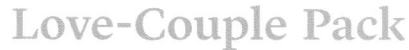

Love-Couple Pack
러브커플 팩

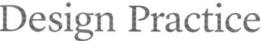

Design Practice

먼저 허브를 넣어줄 주머니를 디자인하고 천을 재단하자. 가로 12cm, 세로 7cm의 크기로 네모난 주머니를 만들고, 내용물이 들어갈 입구는 열어준다. 사랑하는 연인의 손 크기에 따라 사이즈를 조절해서 만들어 보자. 잘 건조한 진저 3TBSP과 시나몬 스틱 2개를 작은 크기로 부숴 준다. 준비된 진저와 시나몬을 오트 6TBSP과 혼합하여 준 후 주머니에 채워 담는다. 내용물이 채워진 주머니 입구를 꼼꼼하게 꿰매어 러브커플 팩을 완성한다.

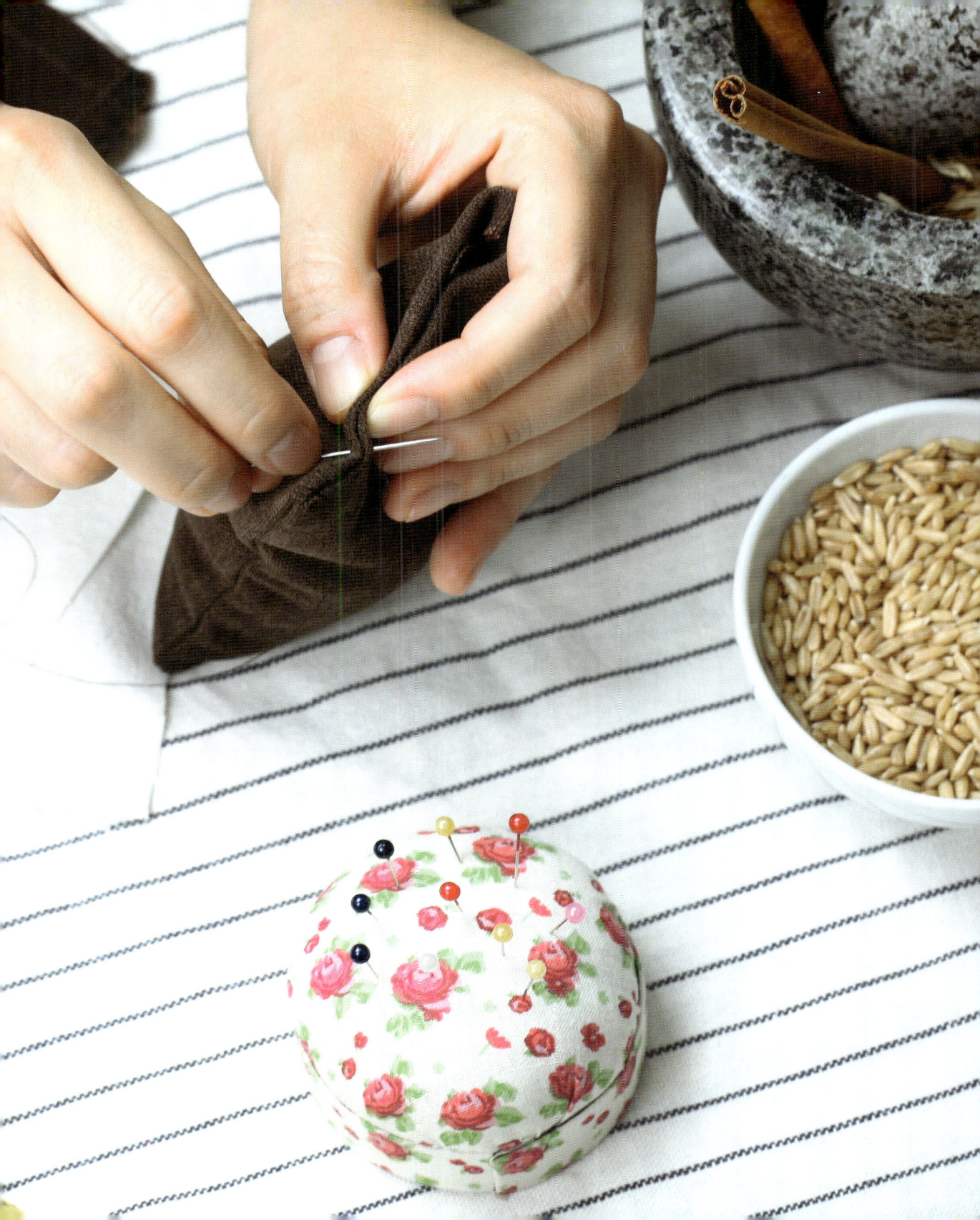

Love-Couple Pack
러브커플 팩

Design Epilogue

러브커플 팩을 반 컵의 물과 함께 전자레인지에 넣어주고 약 2분간 가열해 사용하자. 오트밀의 보온 보습력은 차가운 손을 녹여주고, 진저와 시나몬의 따듯한 향기는 연인들의 마음을 녹여줄 것이다. 맞잡은 손안의 따듯함은 그것만으로도 작은 행복을 준다. 러브커플 팩은 겨울철 쉽게 손발이 차가워지거나 근육이 뭉치는 중년들과 노년기 고객들에게도 좋을 것이다. 지나치게 가열하지 않도록 하며, 사용 시 평소 감각이 둔한 고객에게는 주의가 필요하다.

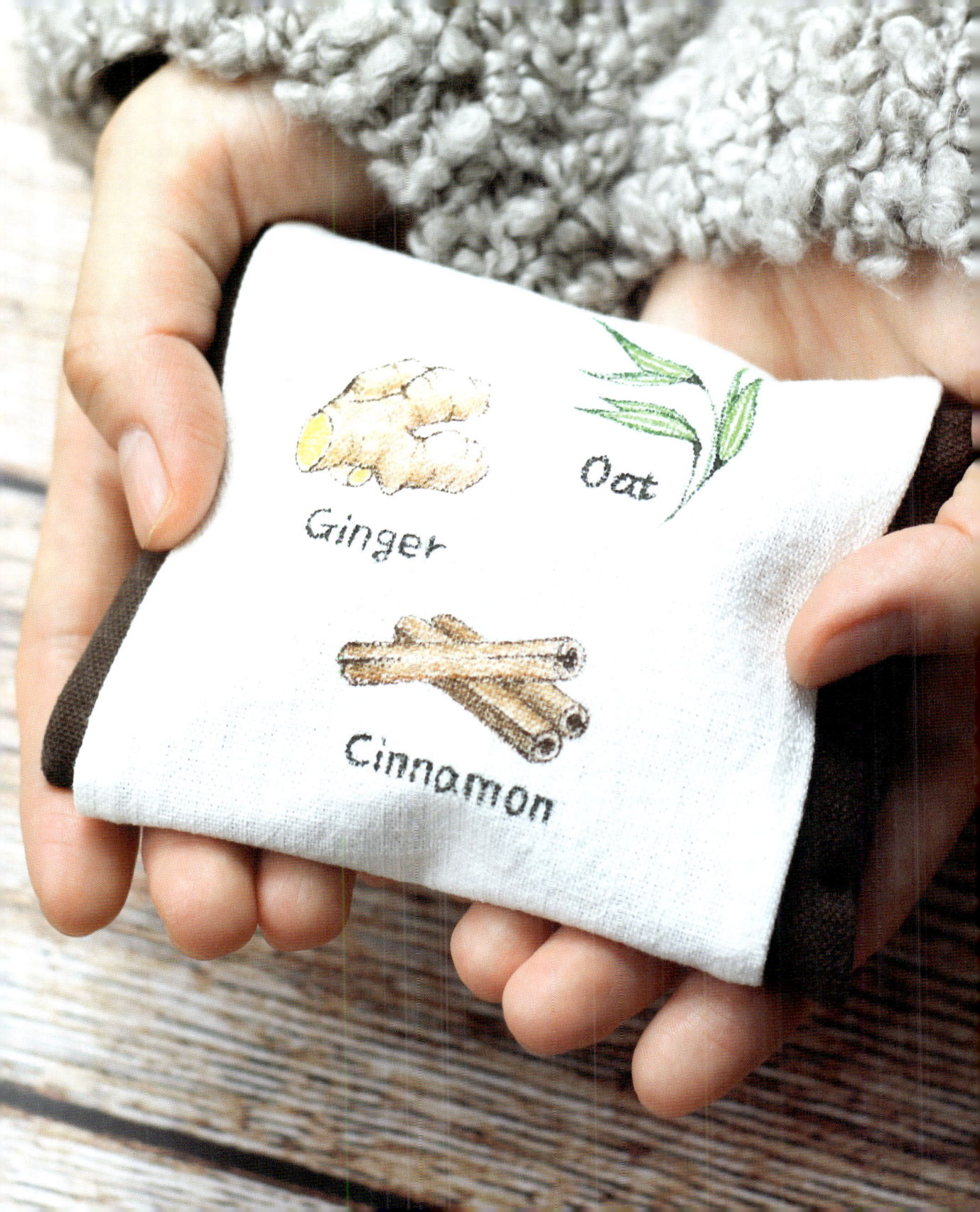

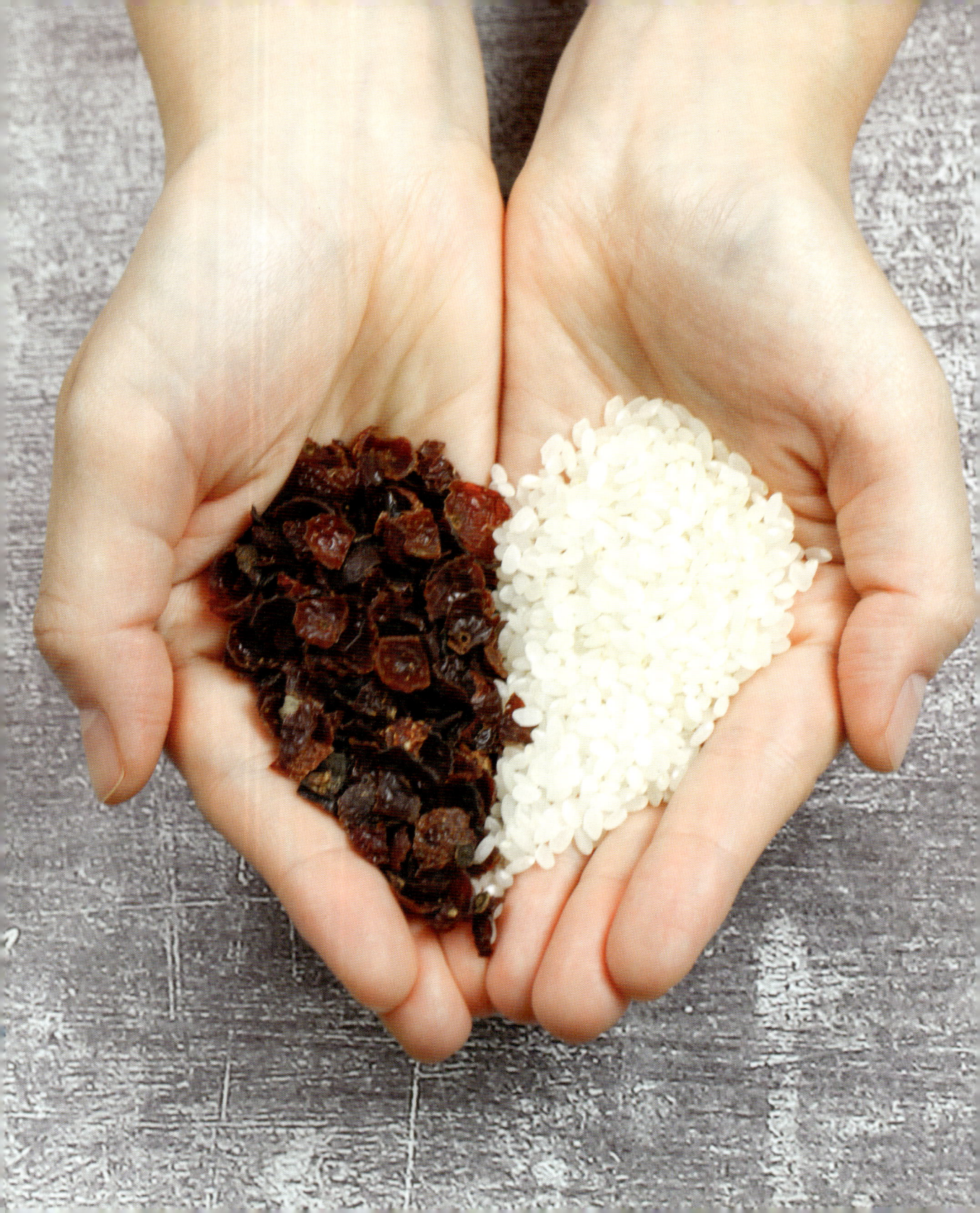

Santa Ricecake
산타 라이스케이크

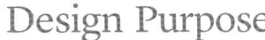

Design Purpose

한 해를 보내고 새해를 맞이하는 연말연시에 성탄절이 있다. 눈이 내리는 겨울에는 산타 할아버지의 하얀 턱수염과 루돌프의 빨간 코가 어우러져 낭만적인 컬러 코드를 만들어 낸다. 어린시절 설레는 마음으로 산타 할아버지를 기다렸던 추억은 성인이 된 후에드 아름답게 남아있다. 운치 있는 겨울 밤 가족들과 함께 맛볼 건강하고 맛있는 영양식을 디자인해 보고 싶다. 바쁘게 출근하는 직장인의 한 끼 식사로도 더할 나위 없을 것이다

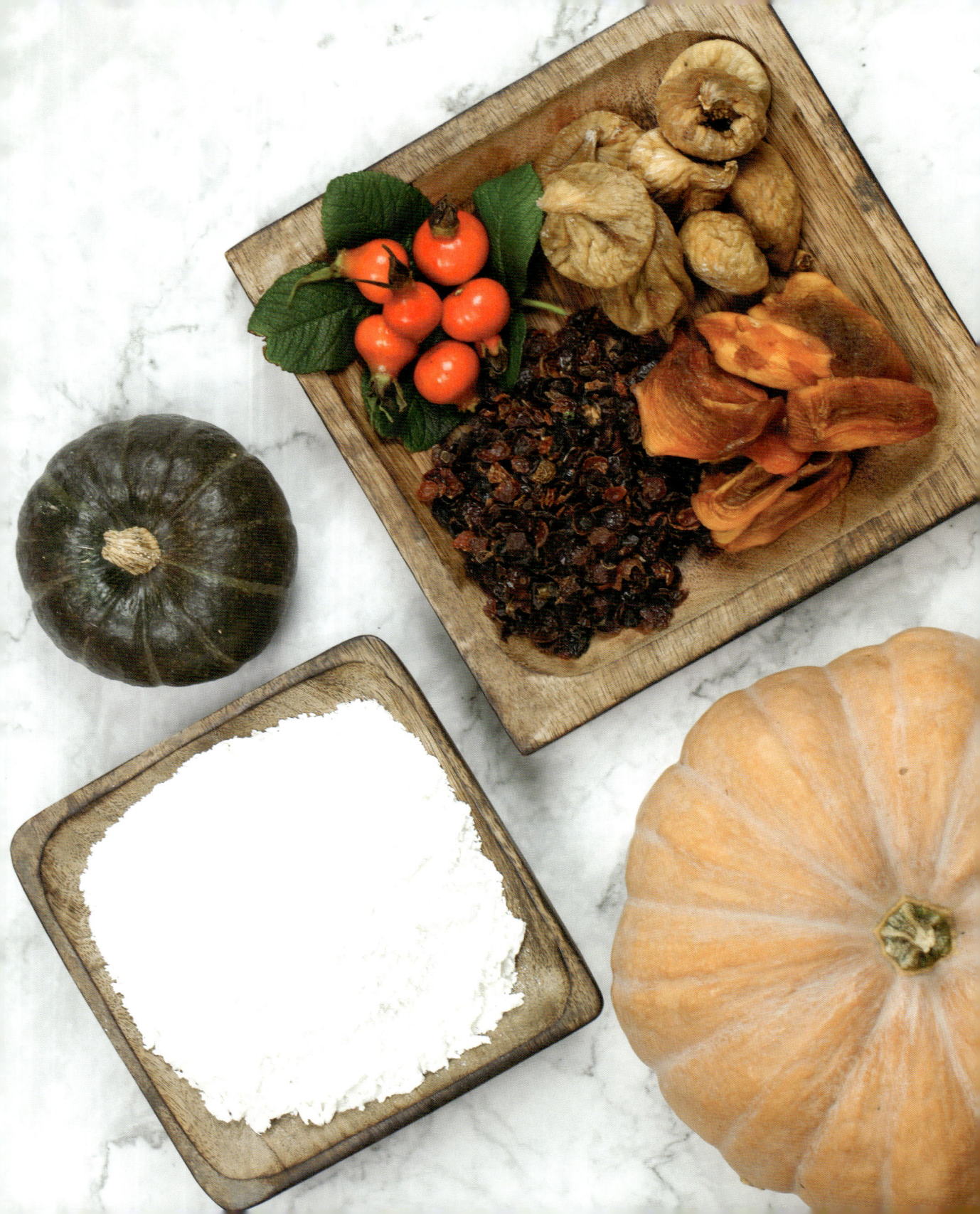

Santa Ricecake
산타 라이스케이크

Phyto Resource

루돌프의 빨간 코를 닮은 허브, 로즈힙(Rosehip)은 '비타민의 보고'라 불린다. 다양한 식물성 영양성분을 함유하고 있어 겨울철 영양 간식으로 적합하다. 비타민 C와 베타카로틴은 물론 항산화성분이 풍부한 로즈힙은 허벌리스트가 애용하는 허브 중의 하나이다. 신선한 상태로도 사용할 수 있지만 장기간 보관이 용이한 건조돈 로즈힙도 좋다. 잘 건조된 로즈힙은 따듯한 허브티로 즐기는 것 오에 피부 영양을 위해서도 사용할 수 있어 활용 가치가 높은 허브이다. 함께 사용하는 하얀 맵쌀가루는 한 끼 식사로도 충분한 탄수화물 함량을 지니고 있어 든든하게 영양식을 즐길 수 있다.

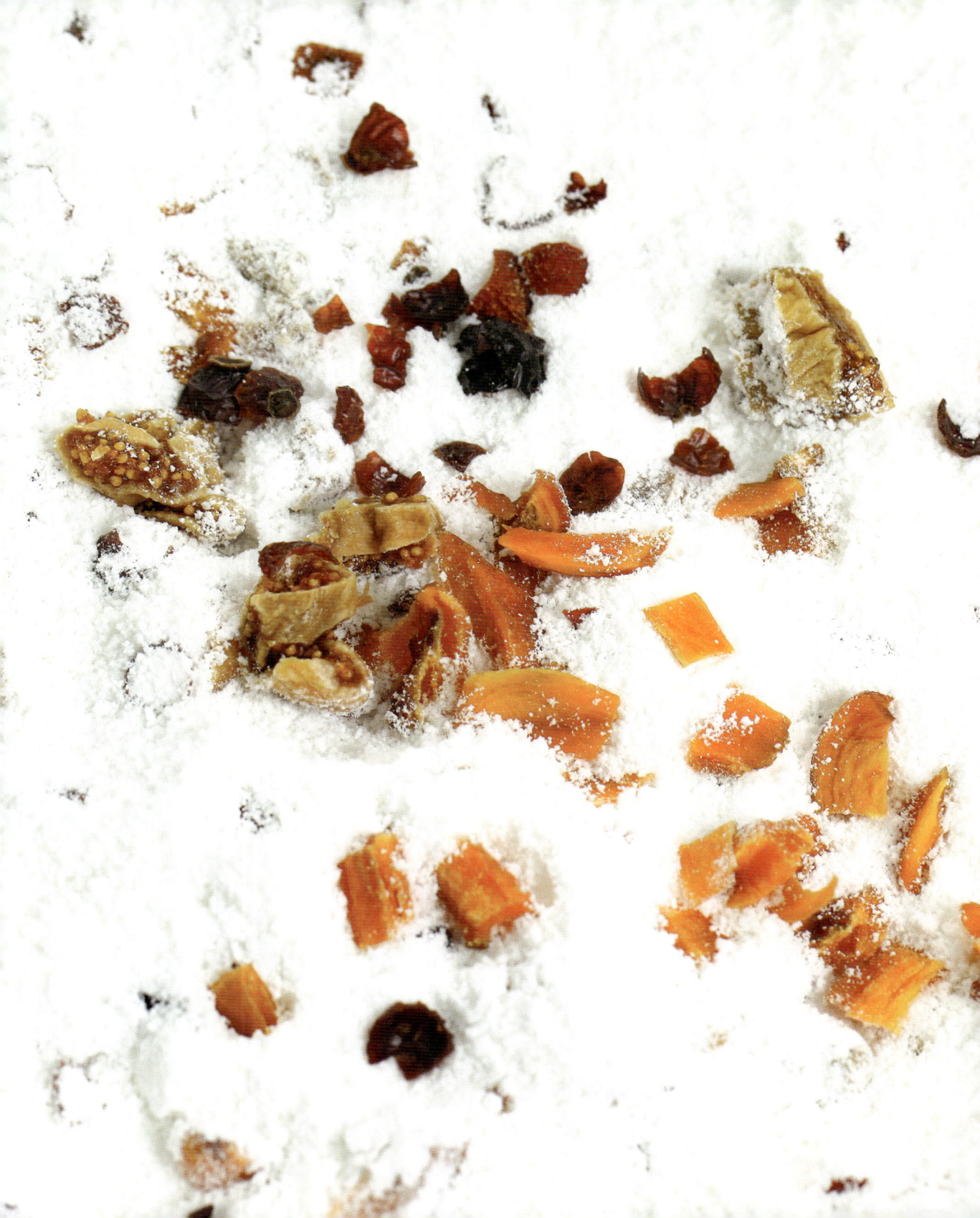

Santa Ricecake
산타 라이스케이크

Design Practice

먼저 맵쌀가루 5Cup을 미네랄워터 5~6TBSP과 섞은 후 체에 곱게 쳐서 내려준다. 건조된 로즈힙 4TESP과 곱게 친 맵쌀가루를 섞어준다. 기호에 맞추어 좋아하는 허브를 넣고, 건조 과일이나 단호박을 추가해 준다면 영양과 풍미를 높일 수 있다. 달콤한 맛을 위하여 유기농 설탕 5TBSP을 섞어준 후, 준비된 찜통에서 20~25분 정도 쪄준다. 이제 눈 내리는 겨울 밤 산타 라이스케이크를 즐겨보자.

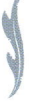

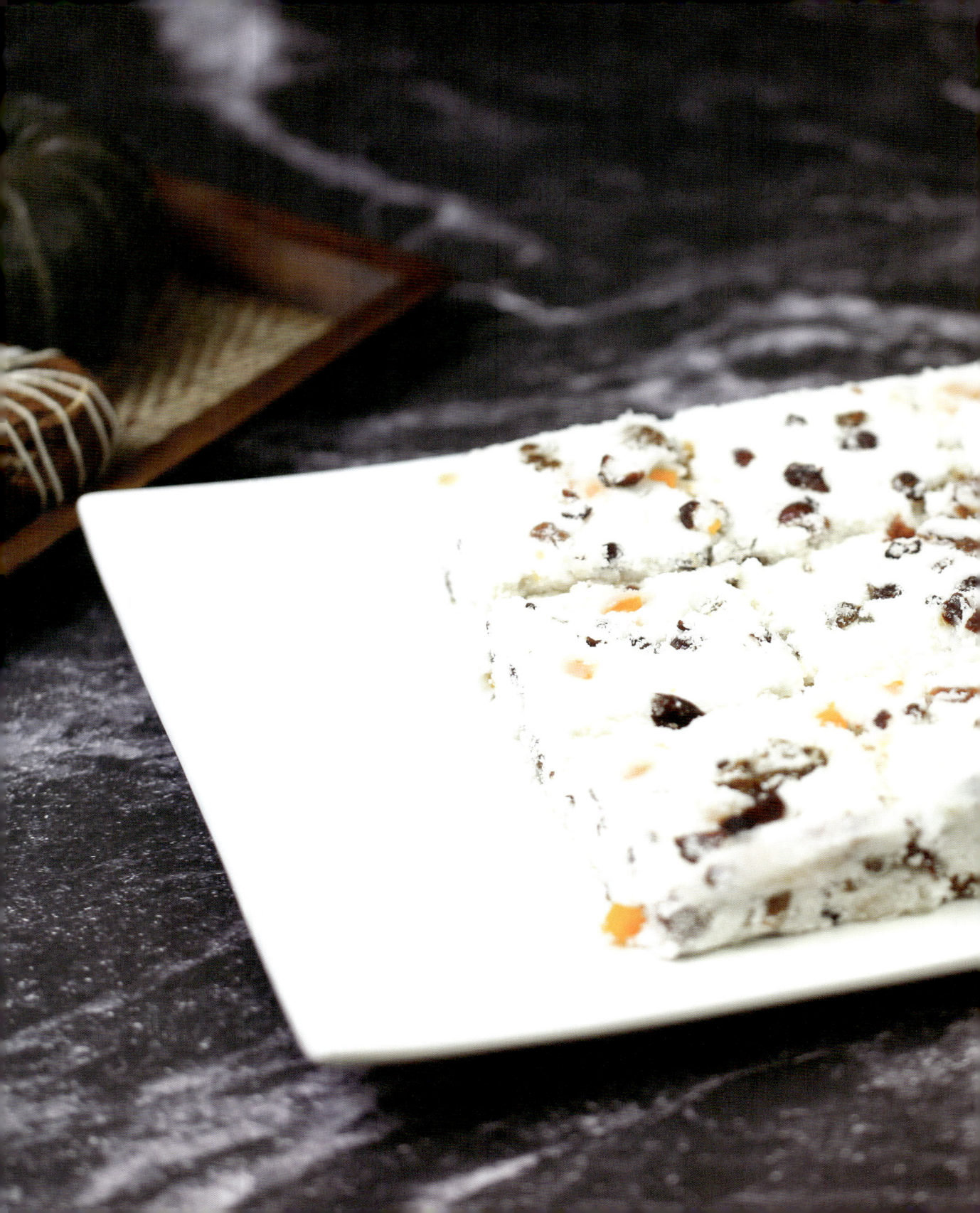

Santa Ricecake
산타 라이스케이크

Design Epilogue

유자차나 허니진저 티를 곁들여 산타 라이스케이크를 맛보는 것도 좋을 것이다. 새콤달콤한 맛이 라이스케이크와 어우러져 즐거움이 배가된다. 겨울철 카페 메뉴로도 좋으며, 카페인 음료를 피하고 싶다면 댄디커피와 함께 세트 메뉴를 구성하는 것도 추천한다. 달콤한 삼부코 시럽을 곁들인다면 겨울철 아이들의 영양간식으로도 그만이다.

Bathe-Diluent
바스딜루언트

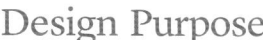

Design Purpose

추워진 기온의 겨울은 갱년기나 노년기의 고객들에게 힘든 계절이다. 모세혈관이 집중된 손과 발의 혈액순환과 체온 유지에 어려움이 있을 수 있기 때문이다. 이럴 때 따듯한 족욕은 겨울철 부모님을 위해 도움이 될 것이다. 족욕 그 자체만으로도 도움이 되겠지만, 함께 사용할 입욕제가 있다면 그 효과는 더욱 크다. 집에서도 간편하게 사용 가능하며 수욕이나 족욕에 함께 사용할 천연 제품을 디자인해 보았다. 자연이 주는 따듯한 온기로 겨울철 건강을 지켜보자.

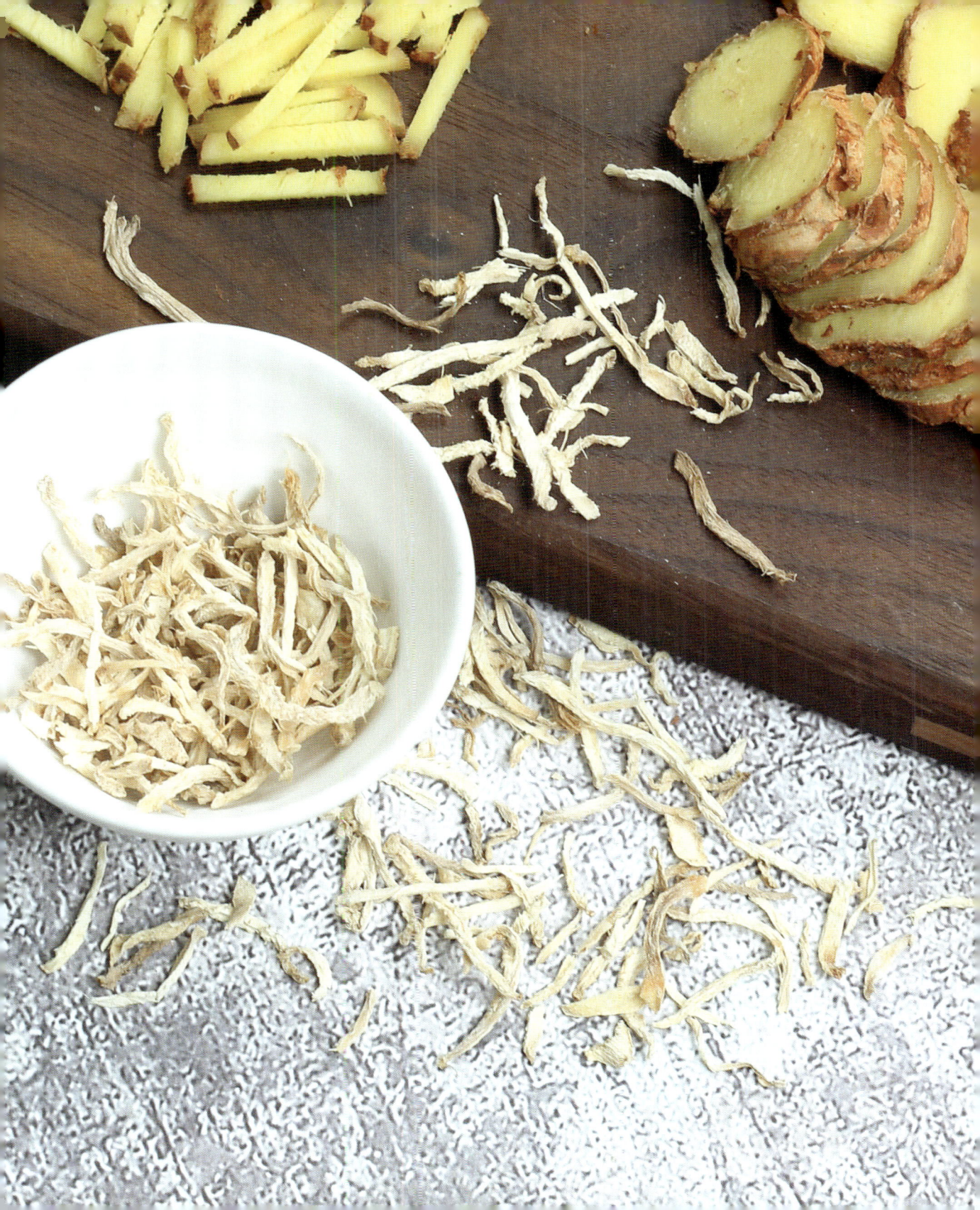

Bathe-Diluent
바스딜루언트

Phyto Resource

인도에서는 '신이 내린 선물'이라 부를 정도로 귀한 대접을 받았으며, 우리 밥상에서도 건강한 약초로 자주 접하는 허브가 있다. 바로 진저(Ginger)이다. '여름에 생강을 먹으면 의사를 보지 않아도 된다'라는 말이 있을 정도로 혈액순환과 소화에 도움이 되며, 살균작용도 있다. 겨울철 한 잔의 진저 티는 몸을 따듯하게 해주고 감기 예방에도 효과적이다. 함께 사용하는 로즈마리는 혈액순환에 도움이 되는 성분을 함유하고 있어 진저와 함께 시너지 효과를 기대해 볼 수 있다. 먹는 식품 원료는 물론 겨울철 수욕과 족욕을 위한 보조 역할로도 손색이 없는 허브이다. 이미 다양한 음식으로 우리 일상에서 활용되고 있는 진저의 숨겨진 가치를 경험해 보자.

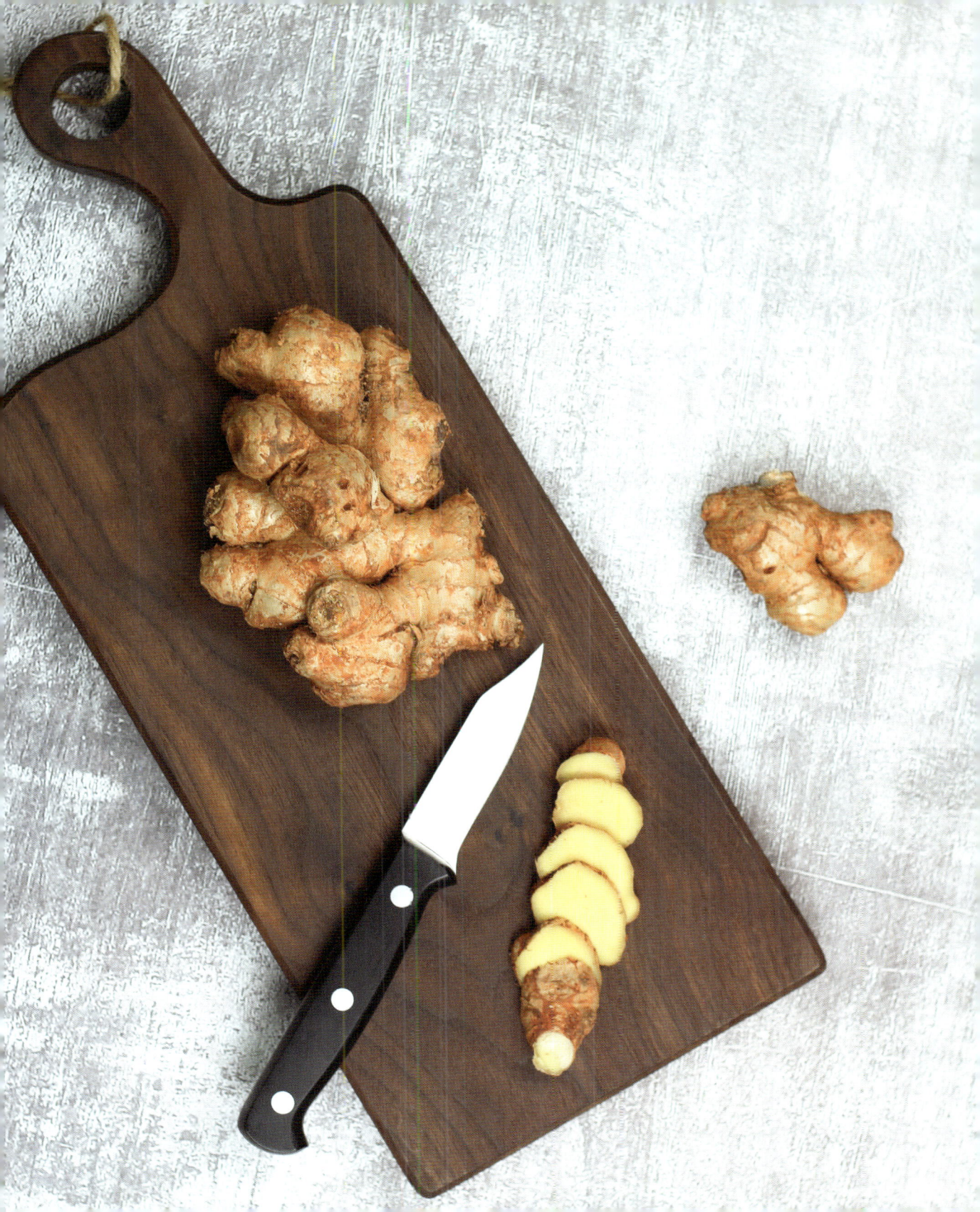

Bathe-Diluent
바스딜루언트

Design Practice

깨끗한 진저 30g과 건조된 로즈마리 20g을 준비한다. 먼저 미네랄 워터 500㎖에 진저를 넣고 끓여 디콕션(Decoction)을 만들어준다. 로즈마리에는 별도의 뜨거운 물 500㎖를 부어 인퓨즈 티를 만든다. 이렇게 만들어진 진저 디콕션과 로즈마리 인퓨즈 티를 혼합하여 1ℓ의 블랜딩 액을 만든다. 기호나 목적에 따라 한가지 허브를 더 추가하여 블랜딩할 수도 있다. 준비된 바스딜루언트는 서늘한 곳에서 보관하며 3일 이내에 사용한다.

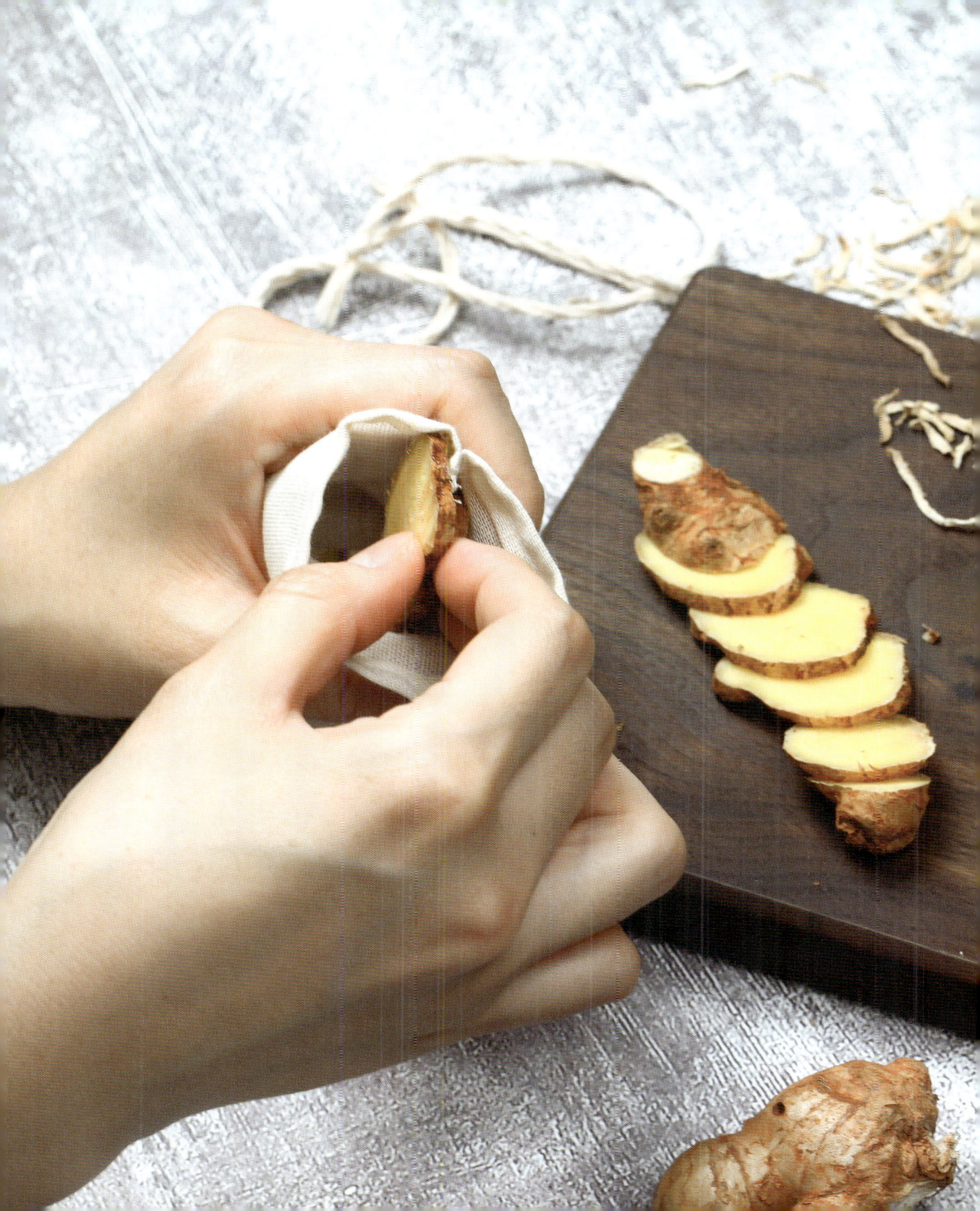

Bathe-Diluent
바스딜루언트

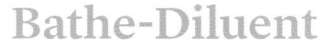

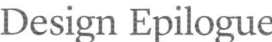

Design Epilogue

족욕을 위한 물의 온도는 38~40℃가 적당하다. 복사뼈가 잠길 정도의 용량을 준비하고, 바스딜루언트 1/3 정도를 넣어 희석해 사용한다. 미네랄 소금을 조금 넣어 주는 것도 효과적이다. 족욕 시간은 약 15분에서 20분 정도가 적당하며, 일주일에 2~3회 정도를 추천한다. 손을 위한 수욕에도 좋다. 바스딜루언트와 함께 족욕을 즐기며 따듯한 허브티 한 잔도 즐겨보자. 저녁시간 기분을 안정시켜줄 캐모마일 티나 비타민 C가 가득한 로즈힙 티라면 금상첨화일 것이다.

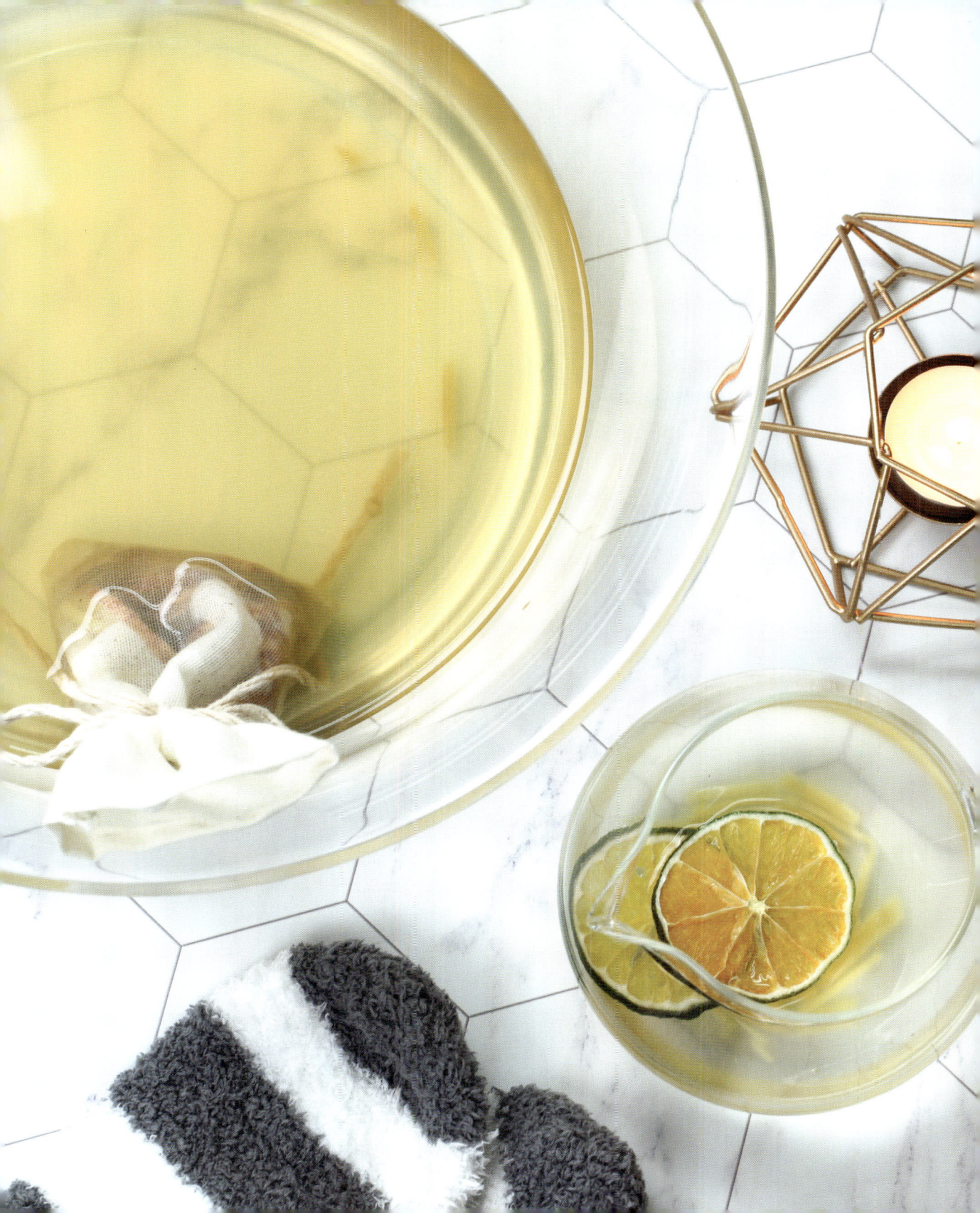

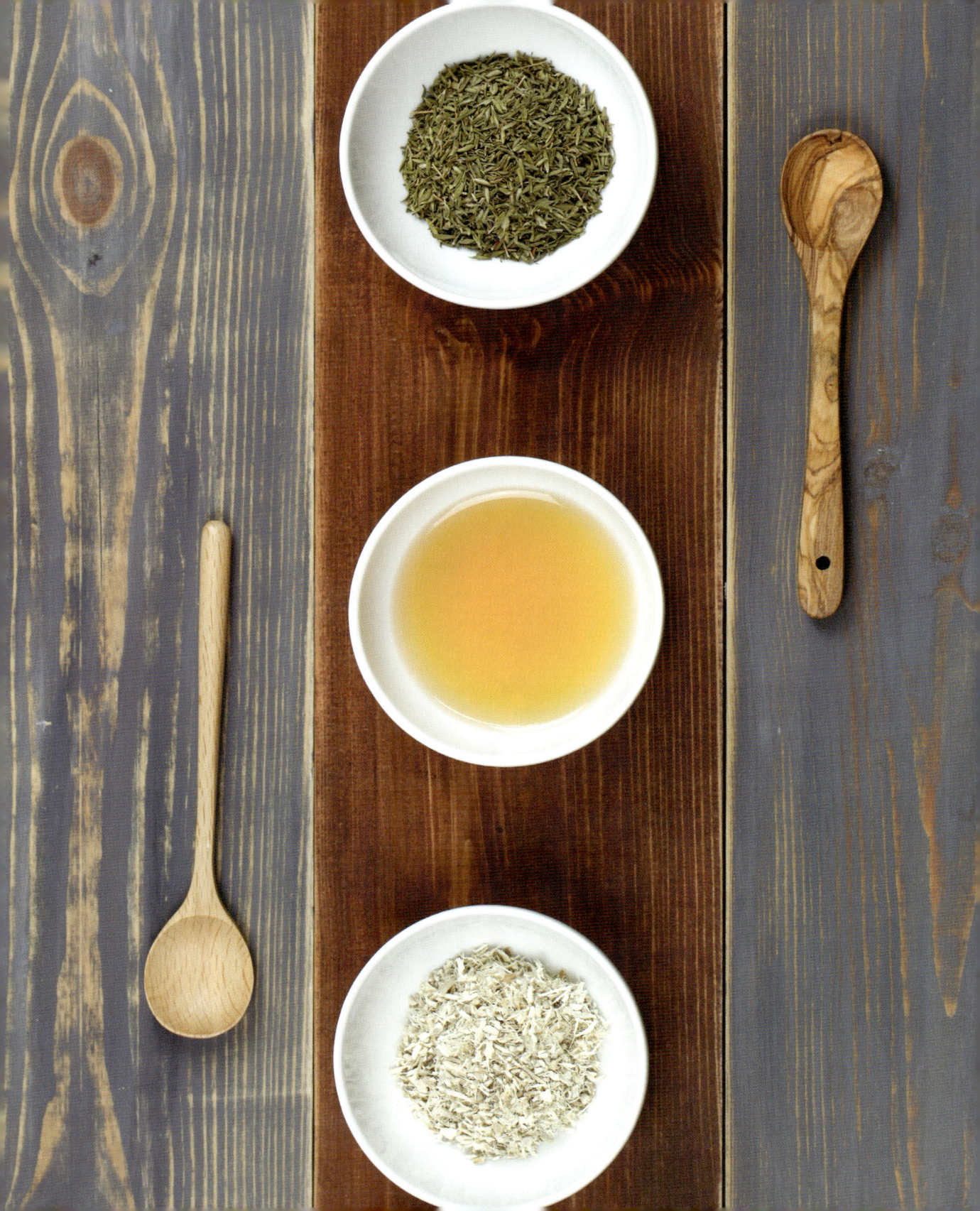

Oxymellow
옥시멜로우

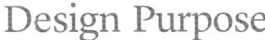

Design Purpose

히포크라테스는 인체를 구성하는 4가지 체액을 주장하며, 그 균형을 잃지 않는 것이 무병장수의 비결이라 믿었다. 식물의 도움을 받아 질병을 치료하고자 직접 허브를 재배하며 다양한 활용법을 연구하기도 했다. 이러한 유래로 옥시멜(Oxymel)은 의학이 체계적으로 발달되지 못했던 고대시대부터 각 가정에서 상비품으로 활용되어 왔던 건강식품이다. 겨울철 건강을 위한 제품을 디자인하면서 히포크라테스의 따뜻한 마음을 담아보았다.

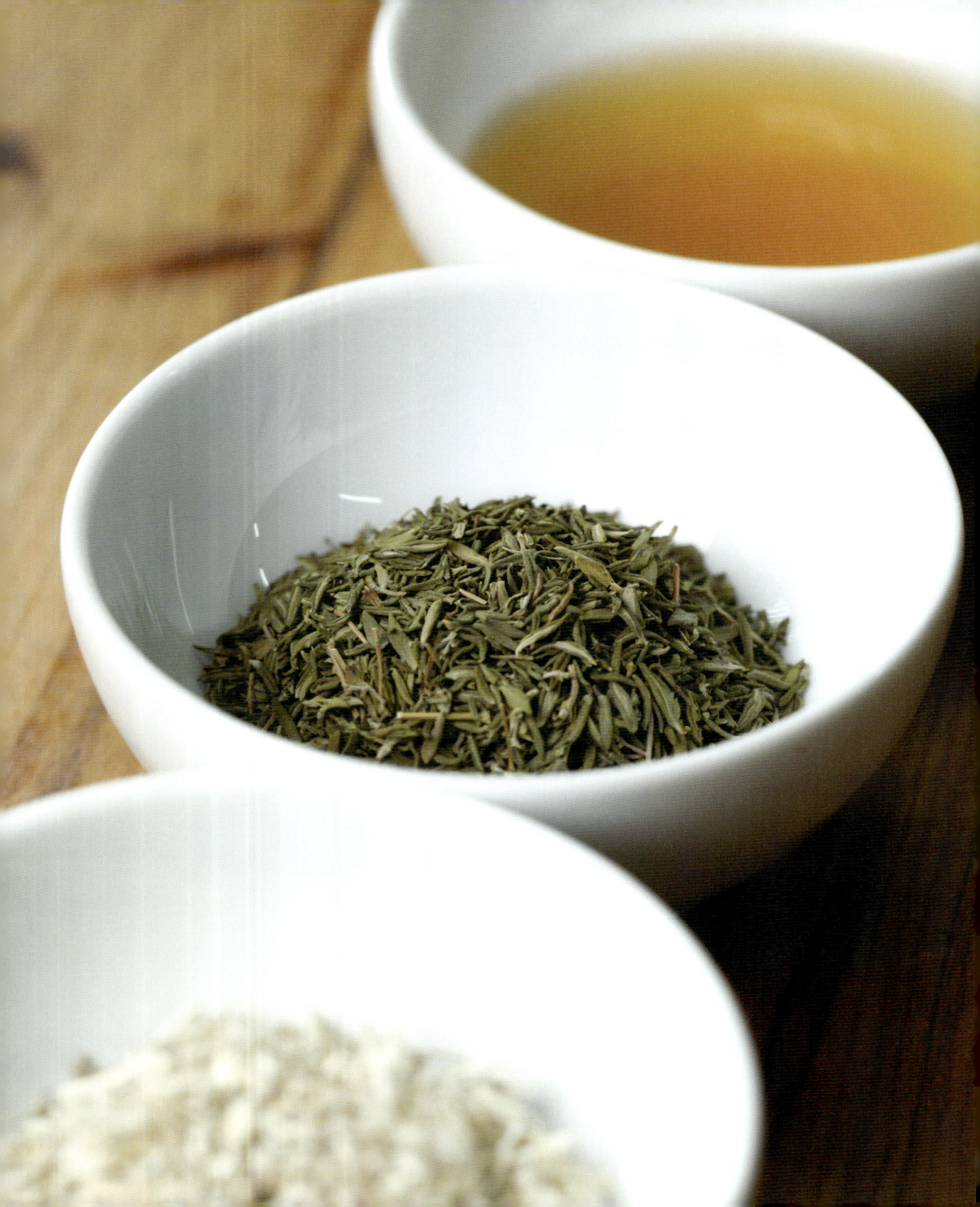

Oxymellow
옥시멜로우

Phyto Resource

오랜 세월 인류의 건강을 지켜왔던 허브들 중에는 겨울철에 특히 그 가치가 돋보이는 것들이 있다. 호흡기 건강에 도움이 되고 뮤실리지(Mucilage) 성분이 풍부한 마쉬멜로우(Marshmallow)는 그 중 하나로 이번 디자인의 대표 허브이기도 하다. 함께 사용할 타임(Thyme)은 기관지 건강에 도움이 되고 항균작용이 있어 시너지 효과를 기대할 수 있다. 두 허브의 식물성 영양성분과 유효성분은 차가운 공기로부터 호흡기를 보호하고 겨울철 감기 예방에 도움이 된다. 천연발효식초는 허브의 유효성분을 활성화시키는 촉매제 역할을 하며, 풍부한 유기산으로 활동이 적은 겨울철 소화기능에 도움을 줄 수 있다.

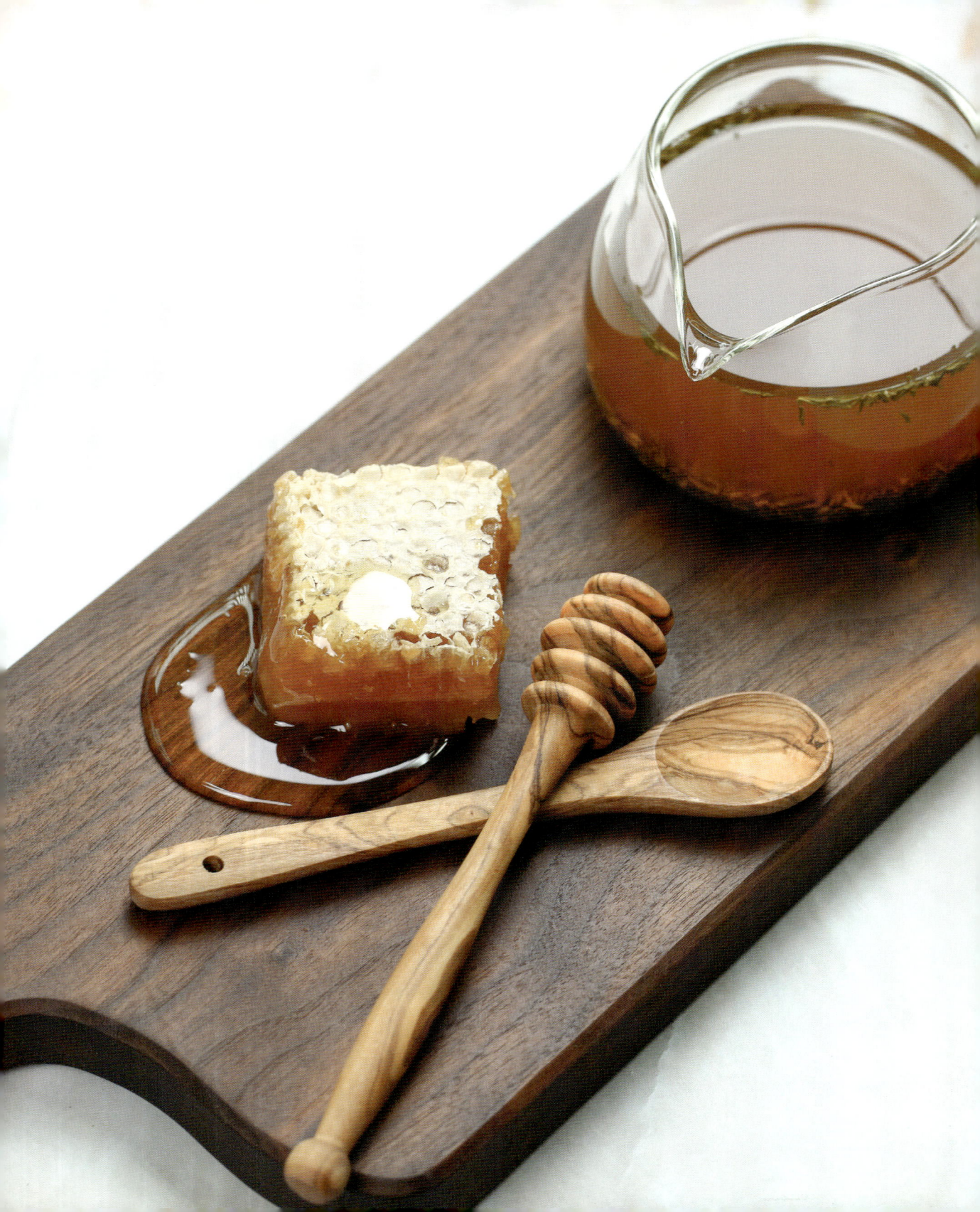

Oxymellow
옥시멜로우

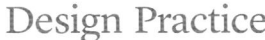

Design Practice

앞서 소개된 러브사이더 비네거(LCV)를 1&1/2Cup 준비한다. LCV를 준비하지 못했다면 유기농 사과식초를 사용해도 좋다. 건조된 타임 4TSP과 마쉬멜로우 2TBSP을 LCV와 혼합하여 깨끗한 유리 용기에 담아 하룻밤 재워준다. 밤새 재워진 허브와 식초를 냄비에 담고 뚜껑을 덮는다. 약한 불에서 그 양이 절반 정도가 될 때까지 끓여준 후 허브를 거른다. 남은 용량과 동일하게 유기농 꿀을 넣어 주고 잘 혼합하여 옥시멜로우를 완성한다.

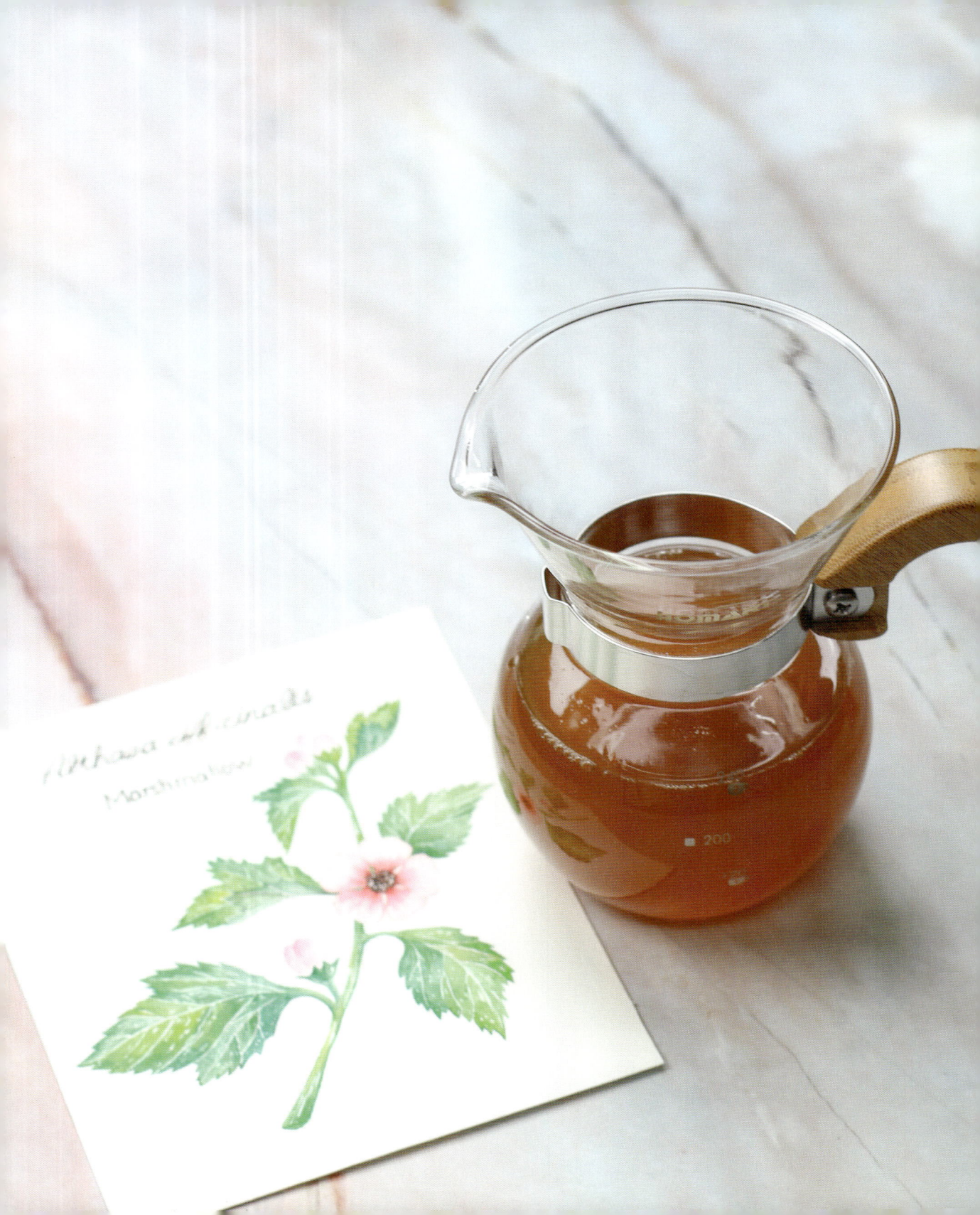

Oxymellow
옥시멜로우

Design Epilogue

옥시멜로우는 뉴질랜드 국제 허벌리스트가 추천하는 차별화된 건강식품이다. LCV의 향긋한 사과향고 마쉬멜로우의 유효작용이 어우러진 건강식품이라 할 수 있다. 달콤하고 새콤한 맛은 아이들부터 노년기 어른들까지 누구나 즐길 수 있다. 옥시멜로우 자체를 그대로 시럽처럼 먹어도 좋으며, 따듯한 음료나 샐러드 드레싱에 활용해도 좋다. 새콤한 도라지 무침에 사용하여 겨울철 호흡기 건강을 위한 식단에도 사용해 보자.

파이토디자인 - 뉴질랜드 허벌리스트의 四季

초판 1쇄 발행　|　2019년 1월 5일

지은이　|　파이토디자인 연구소
발행인　|　유선옥
일러스트레이션　|　심미영, 김하민
편집 디자인　|　주은선
출판 마케팅　|　김소선, 김하민, 손희경

펴낸 곳　|　㈜한국다이너퓨처
주소　|　서울시 서초구 방배천로 34길 2. J&J빌딩 2층

내용문의　|　02-3288-0388
구입문의　|　02-6952-0388
홈페이지　|　www.파이토디자인.com

ISBN: 979-11-953648-2-4

- 이 책의 모든 콘텐츠는 저작권법의 보호를 받습니다.
- 책값은 뒤표지에 있습니다.
- 잘못된 책은 구입처에서 바꾸어 드립니다.

* 라에나무는 ㈜한국다이너퓨처의 출판 브랜드이며 등록상표입니다.

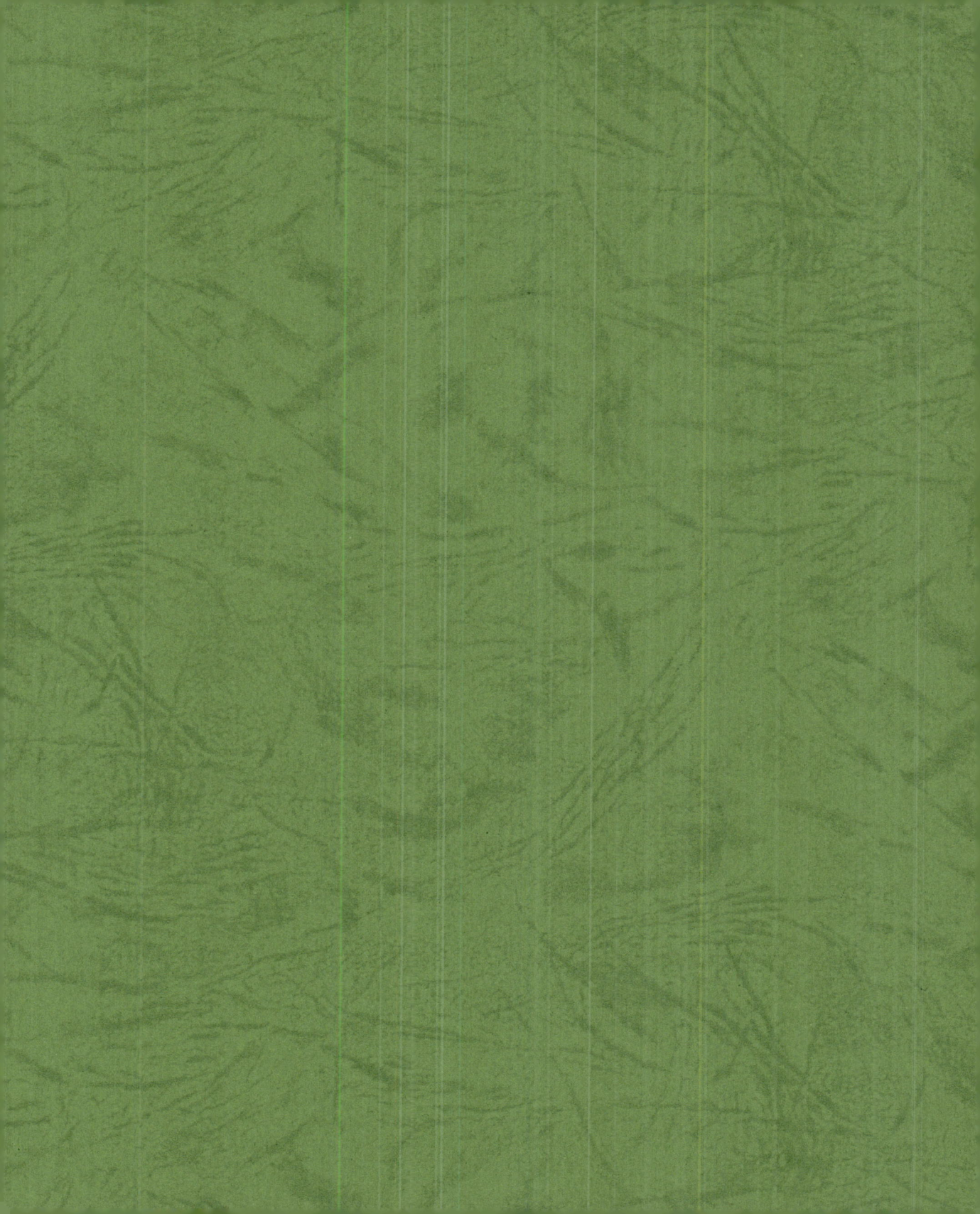

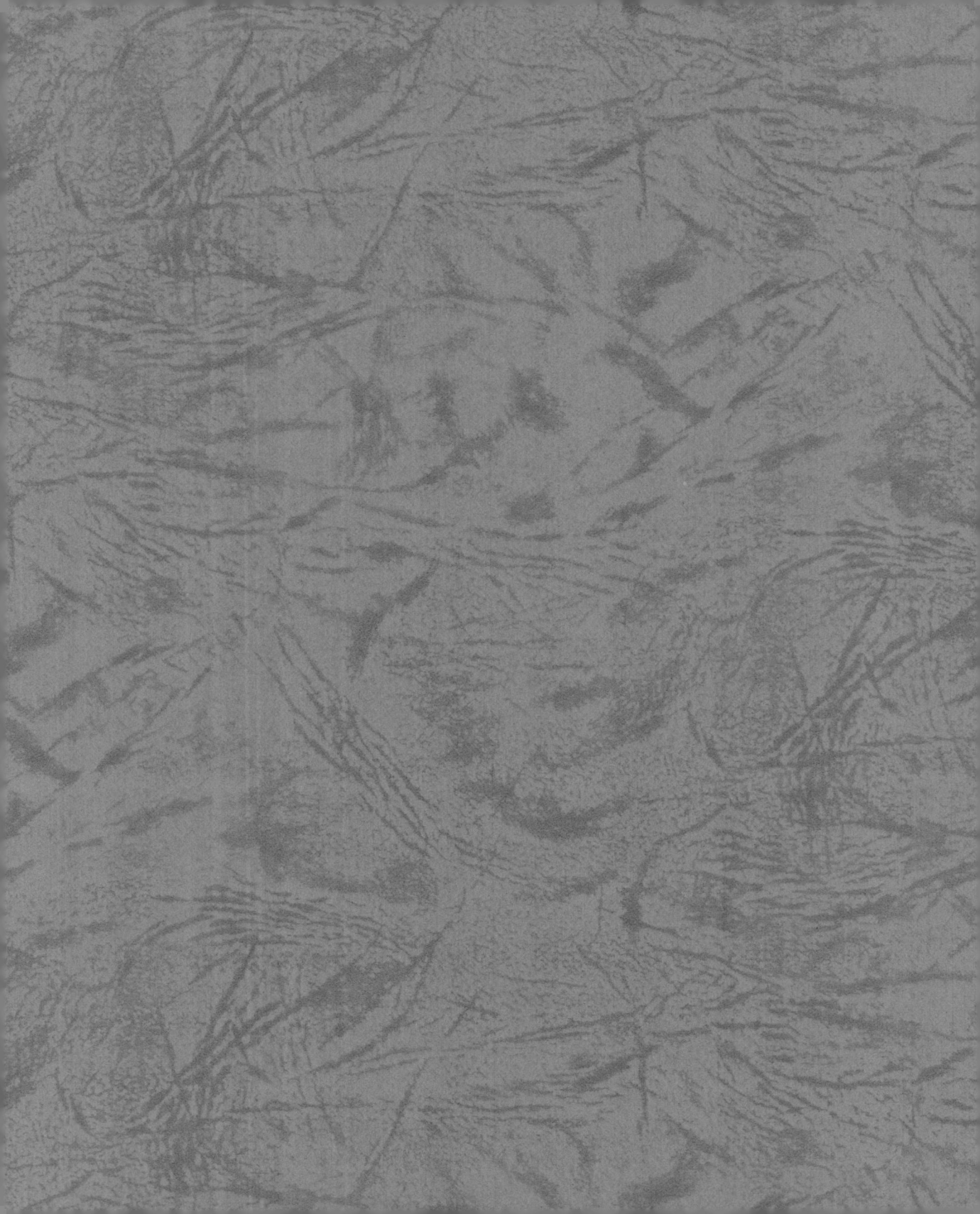

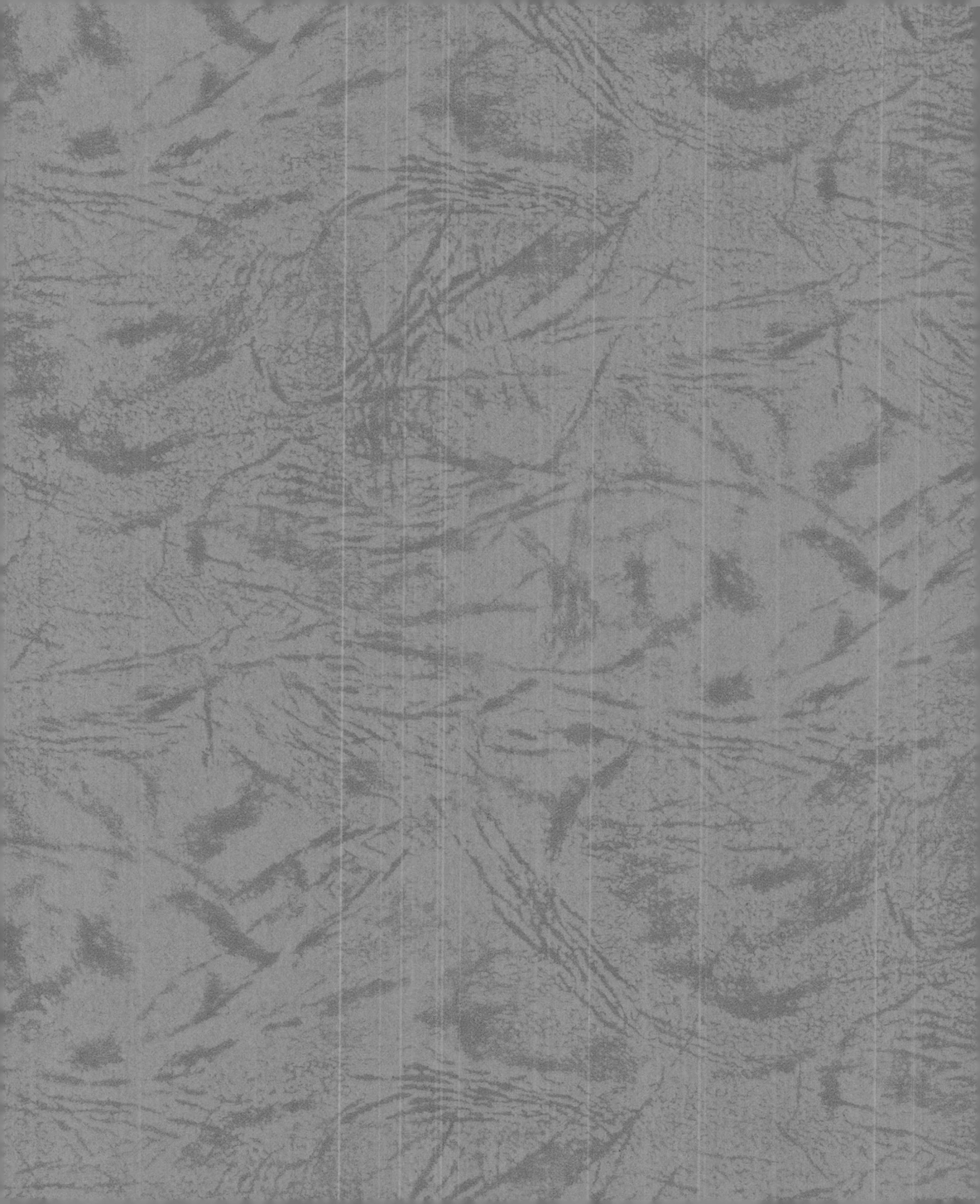